图解按摩治病穴诀

按摩

头面五官病

主编 郭长青 冯 涛 梁楚西

上海科学技术出版社

责任编辑　王红九

封面设计　赵　军

排版设计　谢腊妹

图书在版编目（CIP）数据

头面五官病按摩／郭长青，冯涛，梁楚西主编．——
上海：上海科学技术出版社，2011.6
　（图解按摩治疗窍诀）
　ISBN 978-7-5478-0689-0

Ⅰ．①头… Ⅱ．①郭… ②冯… ③梁… Ⅲ．①头部-
疾病-按摩疗法（中医）-图解②口腔颌面部疾病-按摩
疗法（中医）-图解 ③耳鼻咽喉病-按摩疗法（中医）-
图解④眼病-按摩疗法（中医）-图解 Ⅳ．① R244.1-
64

中国版本图书馆 CIP 数据核字（2011）第 029450 号

上海科学技术出版社出版

中国图书进出口上海公司发行
（上海钦州南路 71 号　邮政编码 200235）
新华书店上海发行所经销
常熟市华顺印刷有限公司印刷
开本 787×1192　1/16　印张：7
字数：150 千字
2011 年 6 月第 1 版　2011 年 6 月第 1 次印刷
ISBN 978-7-5478-0689-0/R·225

内容提要

　　本书是北京中医药大学针灸推拿学院具有多年临床经验和教学经验的专家学者集体编写而成。

　　本书主要分为头面疾病、眼部疾病、耳鼻喉疾病、其他头面部相关疾病四章。全书配有按摩操作真人图片，用图文并茂的方式，详细又生动地阐述了头面部常见病症的常用按摩手法操作。全书语言简洁，通俗易懂，图片清晰准确，直观明了，易于学习。读者可以按图操作，活学活用。是一本初级医务工作者和按摩爱好者的参考书，也是一本家庭医疗的普及读物。

前 言

　　按摩，又称"推拿"、"按蹻"、"乔摩"、"乔引"、"案扤"等，是人类最古老的一门医术，也是中医学伟大宝库的重要组成部分。几千年来为中华民族的健康事业作出了巨大贡献。

　　按摩疗法的起源可以追溯至远古时期。先民们生存环境险恶，在遇到意外损伤时，由于用手按抚体表患处而感到疼痛减轻或缓解，从而逐渐发现其特殊的治疗作用，并在长期实践的过程中逐步形成了这一独特疗法。

　　按摩防治手段，主要通过操作者将手或肢体的其他部位，或借助一定器具，在受治者体表做规范性的动作，以防治疾病为目的。对正常人来说，能增强人体的自然抗病能力，取得保健效果；对患者来说，既可使局部症状消退，又可加速恢复患部的功能，从而收到良好的治疗效果。

　　在当今生物医学模式向着生物－心理－社会医学模式发展的背景下，由于疾病谱的变化，人们治疗疾病的方法正在从偏重于手术和合成药物，逐渐向重视自然疗法和非药物治疗转变。按摩疗法经济简便，不需要特殊医疗设备，也不受时间、地点、气候条件的限制，随时随地都可实行，平稳可靠，易学易用，无任何副作用，在预防和临床中适应范围较广。正因其具有适应证广、疗效显著、简便易行、无毒副作用等特点，成为深受广大群众喜爱的养生健身措施，尤其适用于家庭自我保健。

为了普及按摩疗法，编者根据多年的研究成果和临床经验，在参考大量有关资料的基础上，编写了《图解按摩治病窍诀》系列图书。本套丛书按摩操作均配以真人实际操作图片，用图解的方式呈现了各种疾病常用按摩治疗手法的基本操作，语言简洁，通俗易懂，图片清晰准确、一目了然，易于学习和操作。

本书是《图解按摩治病窍诀》系列图书中的《头面五官病按摩》部分，以图文并茂的形式介绍了常见头面五官疾病及其相关疾病的按摩治疗方法。

目　录

第一章

头面疾病

偏 头 痛

　　偏头痛是常见的反复发作的一侧或两侧搏动性头痛，是一类有家族发病倾向的周期性发作疾病，表现为发作性的偏侧搏动性头痛，伴恶心、呕吐及羞明，经一段间歇期后再次发病，在安静、黑暗环境内或睡眠后头痛缓解。在头痛发生前或发作时可伴有神经、精神功能障碍。

❋ 临床表现

　　大多数患者有偏头痛家族史，发作前数小时至数天常伴前驱症状，如呕吐、畏光、畏声、抑郁或倦怠等，10% 的患者有视觉或其他先兆。发作频率每周或每年 1 次至数次不等，偶有持续性发作者。偏头痛患者女性占 2/3 以上，在女性患者中，10 岁前、20 岁前、40 岁前发病率分别为 25%、55%、90%。

　　临床将其发作分为五期，但并非在同一患者身上全部体现，也并非每次发作都是相同的表现。

　　(1) 前驱期：60% 的偏头痛患者在头痛开始前数小时至数日出现前驱症状。前驱症状并非先兆，不论是有先兆偏头痛还是无先兆偏头痛均可出现前驱症状。可表现为精神、心理改变，如精神抑郁、疲乏无力、懒散、昏昏欲睡，也可情绪激动。易激惹、焦虑、心烦或欣快感等。尚可表现为自主神经症状，如面色苍白、发冷、厌食或明显的饥饿感、口渴、尿少、尿频、排尿费力、打哈欠、颈项发硬，恶心、肠蠕动增加、腹痛、腹泻、心慌、气短、心率加快、对气味过度敏感等。不同患者前驱症状具有很大的差异，但每例患者每次发作的前驱症状具有相对稳定性。这些前驱症状可在前驱期出现，也可于头痛发作中、甚至持续到头痛发作后成为后续症状。

　　(2) 先兆：约有 20% 的偏头痛患者出现先兆症状。先兆多为局灶性神经症状，偶为全面性神经功能障碍。典型的先兆应符合下列 4 条特征中的 3 条，即：重复出现，逐渐发展、持续时间不超过 1 小时，并跟随出现头痛。大多数病例先兆持续 5 ～ 20 分钟。极少数情况下先兆可突然发作，也有的患者于头痛期间出现先兆性症状。尚有伴迁延性先兆的偏头痛，其先兆不仅始于头痛之前，尚可持续到头痛后数小时至 7 日。

先兆可为视觉性的、运动性的、感觉性的，也可表现为脑干或小脑性功能障碍。最常见的先兆为视觉性先兆，约占先兆的 90%。如闪电、暗点、单眼黑蒙、双眼黑蒙、视物变形、视野外空白等。

偏头痛先兆可不伴头痛出现，称为偏头痛等位症。多见于儿童偏头痛，有时见于中年以后。先兆可为偏头痛发作的主要临床表现而头痛很轻或无头痛，也可与头痛发作交替出现。可表现为闪光、暗点、腹痛、腹泻、恶心、呕吐、复发性眩晕、偏瘫、半身麻木及精神心理改变。

(3) 头痛期：头痛可出现于围绕头或颈部的任何部位，可位颞侧、额部、眶部。多为单侧痛，也可为双侧痛，甚至发展为全头痛，其中单侧痛者约占 2/3。头痛性质往往为搏动性痛，但也有的患者描述为钻痛。疼痛程度往往为中、重度痛，甚至难以忍受。往往是晨起后发病，逐渐发展，达高峰后逐渐缓解。也有的患者于下午或晚上起病，成人头痛大多历时 4 小时至 3 日，而儿童头痛多历时 2 小时至 2 日。尚有持续时间更长者，可持续数周。有人将发作持续 3 日以上的偏头痛称为偏头痛持续状态。

头痛期间不少患者伴随出现恶心、呕吐、视物不清、畏光、畏声等，喜独居。恶心为最常见伴随症状，达一半以上，且常为中、重度恶心。恶心可先于头痛发作，也可于头痛发作中或发作后出现。近一半的患者出现呕吐，有些患者的经验是呕吐后症状即明显缓解。其他自主功能障碍也可出现，如尿频、排尿障碍、鼻塞、心慌、高血压、低血压，甚至可出现心律失常。发作累及脑干或小脑者可出现眩晕、共济失调、复视、听力下降、耳鸣、意识障碍。

(4) 头痛终末期：此期为头痛开始减轻至最终消除这一阶段。

(5) 后续症状期：为数不少的患者于头痛缓解后出现一系列后续症状。表现倦怠、困顿、昏昏欲睡。有的感精疲力竭、饥饿感或厌食、多尿、头皮压痛、肌肉酸痛。也可出现精神心理改变，如烦躁、易怒、心境高涨或情绪低落、少语、少动等。

✿ 按摩治疗小窍诀

(1) 分抹法：术者以两手大拇指指腹着力，从患者两眉弓间印堂穴开始，沿眉弓上缘分抹至太阳穴。起手时着力应稍重，分抹中力量逐渐减轻，并稍行揉压。重点对太阳穴进行点按，以起到镇静止痛的作用。(图 1-1，图 1-2)

(2) 双手五指拿揉法：术者以双手五指指端着力，双手五指作灵活的屈伸用力，先局限于前额两侧及颞部拿揉，然后手法由轻到重，逐步深入，逐渐移动并扩大至整个头部。反复施术 1 ~ 2 分钟。此法有明显的镇静止痛作用。(图 1-3，图 1-4)

图 1-1 分抹法 1

图 1-2 分抹法 2

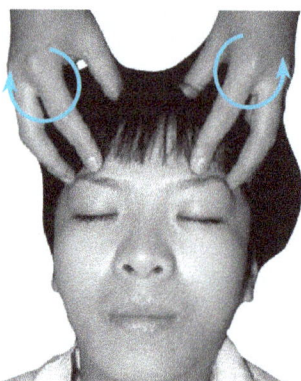

图 1-3 双手五指拿揉法 1

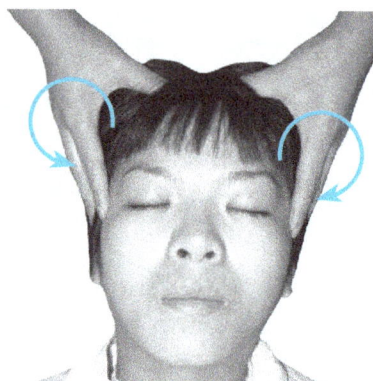

图 1-4 双手五指拿揉法 2

（3）按揉穴位：患者将患侧暴露，术者按照胆经循行，广泛按揉胆经穴位。重点在太阳、丝竹空、头临泣、率谷、风池等穴处。施术时用拇指或中指指端着力于穴位处，按住以后以上肢带动拇指做轻柔缓和的环旋活动；注意动作要连续，保持均匀压力，持续而轻柔地旋转回环。施术时拇指要吸定于穴位处，不可偏移。（图 1-5，图 1-6，图 1-7，图 1-8，图 1-9)

图 1-5 按揉太阳

图 1-6 按揉丝竹空

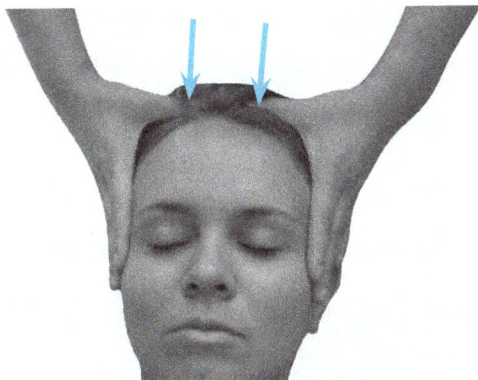

图 1-7　按揉头临泣

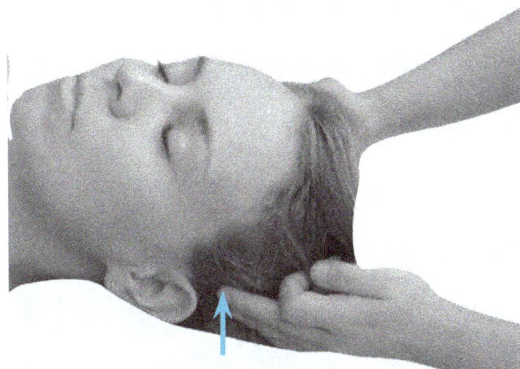

图 1-8　按揉率谷

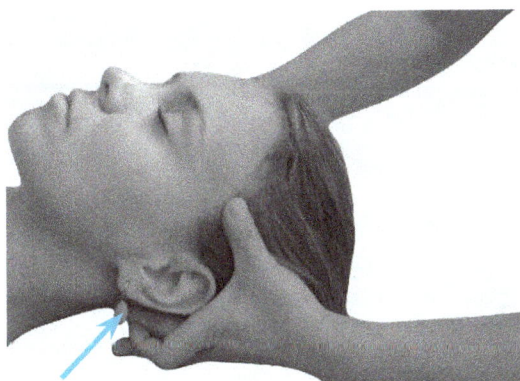

图 1-9　按揉风池

（4）扫散法：患者仰卧闭目。术者以两手大拇指偏峰或大鱼际着力，自耳前用力推擦至耳后，反复施术 30 ～ 50 次；再自耳后施术至耳下风池穴处，反复施术 100 ～ 150 次。速度要快，直到局部有温热感为宜。需强刺激时可用拇指偏峰着力；疼痛不剧烈者，以拇指指腹着力。（图 1-10，图 1-11）

图 1-10　扫散法 1

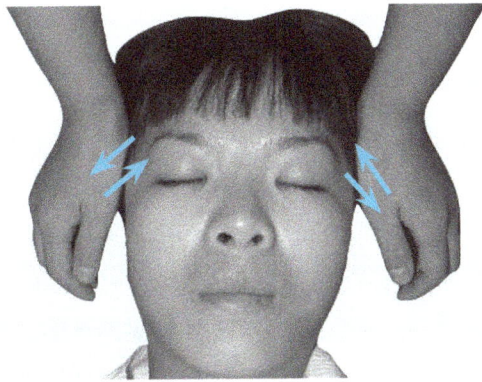

图 1-11　扫散法 2

（5）抹擦法：术者以两手中、示、环三指之末节着力，紧贴于患者两颞部进行环形抹擦。抹擦时，环形要由一点逐渐向外扩散，直至头顶部。（图 1–12，图 1–13）

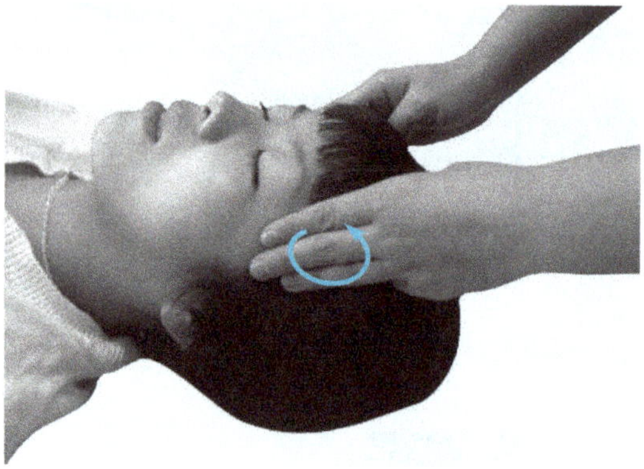

图 1–12　抹擦法 1

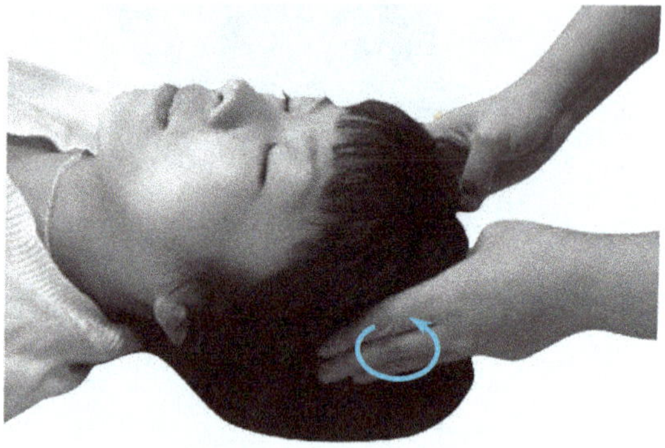

图 1–13　抹擦法 2

小贴士 TIPS

注意避风寒，保暖，不要暴晒淋雨，防诱发致病。注意规律的睡眠、运动，注意劳逸结合，注意眼睛调节。注意室内通风，戒烟酒。注意药物的影响（可诱发偏头痛药物如避孕药、硝酸甘油、组胺、利舍平、雌激素等）。

肌紧张性头痛

肌紧张性头痛又称肌收缩性头痛，是因头颈部横纹肌（额肌、颞肌、枕肌）的持续性痉挛收缩而产生的头部压迫感、沉重感造成的，是慢性头痛中最常见的一种，以青壮年多见，尤其是女性。

临床表现

肌紧张性头痛常常发生于后枕部。有时在颞部一侧或两侧，呈压迫感、沉重感，患者常自述头部有“紧箍”感。头痛性质为钝痛、胀痛、压迫感、麻木感和束带样紧箍感。头痛的强度为轻度至中度，很少因头痛而卧床不起或影响日常生活。患者可以整天头痛，但一日内可以有逐渐增强和逐渐减轻的波动感。因为激动、生气、失眠、焦虑或忧郁等因素常使头痛加剧。后颈部、肩部肌肉有压痛点。有时可以触到一个或多个硬结，称为痛性结节。

✽ 按摩治疗小窍诀

（1）**拿揉颈项法**：患者取坐位，术者立于身后或一侧。术者以一手扶患者头部，另一手拇、中、示、环四指作对称拿揉用力。在一侧颈项部大筋自上而下施以拿揉。然后令患者头偏向另一侧，再行拿揉另一侧颈后大筋。须施术 1～2 分钟。（图 1-14）

（2）**勾点风池法**：患者仰卧闭目，术者坐于患者床前。术者以两手扶住患者头部，中指微曲并用力勾点颈后风池穴，或术者以一手按住患者前额部，另一手中指微曲并用力勾点颈后风池穴，两侧分别施术。施术时由轻到重，当患者有酸胀感并向前额放散时为止。（图 1-15）

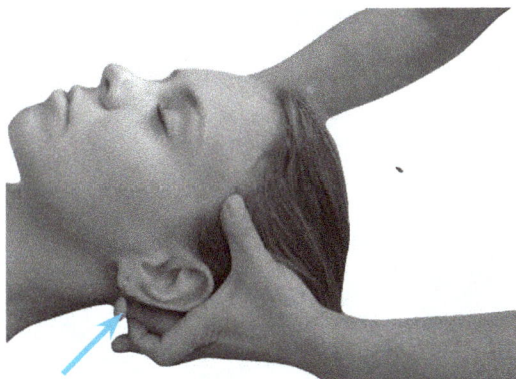

（3）**双手五指拿揉法**：术者以双手五指指端着力，双手五指作灵活的屈伸用力，先局限于前额两侧及颞部拿揉，然后手法由轻到重，逐步深入，逐渐移动并扩大至整个头部。反复施术 1～2 分钟。此法有明显的镇静止痛作用。故多用于神经性头痛、偏头痛和外感实证之患者。（图 1-16，图 1-17）

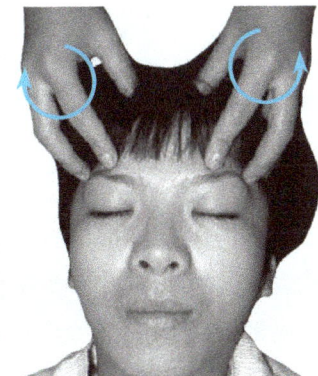

图 1-14　拿揉颈项

图 1-15　勾点风池

图 1-16　双手五指拿揉法 1

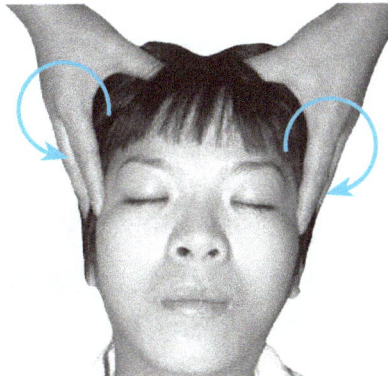

图 1-17　双手五指拿揉法 2

（4）扫散法：患者仰卧闭目。术者以两手大拇指偏峰或大鱼际着力，自耳前用力推擦至耳后，反复施术 30 ～ 50 次；再自耳后施术至耳下风池穴处，反复施术 50 ～ 100 次。速度要快，直到局部有温热感为宜。此法对外感头痛、偏头痛、神经性头痛和颈项强硬有强烈的镇静止痛作用。需强刺激时可用拇指偏峰着力；疼痛不剧烈者，以拇指指腹着力。（图 1-18，图 1-19）

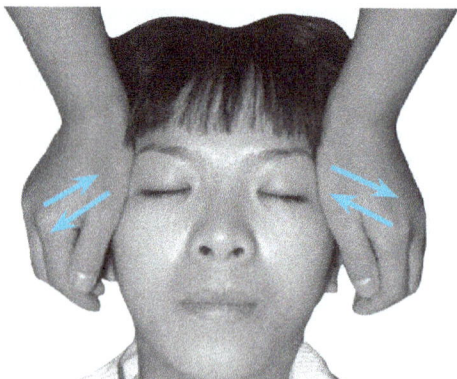

图 1-18　扫散法 1　　　　　　　　　　　　　　图 1-19　扫散法 2

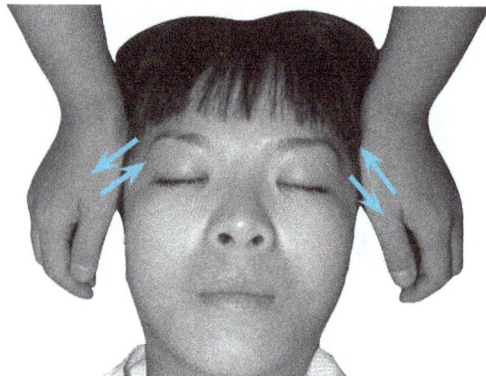

（5）飞发法：术者两手五指分开，手指指端借腕关节上下弹动之力，在患者头发中高速交替弹打（实则作用于头皮），使其头发向四面飞散。施术中和术后患者可有舒适愉快的感觉。（图 1-20，图 1-21）

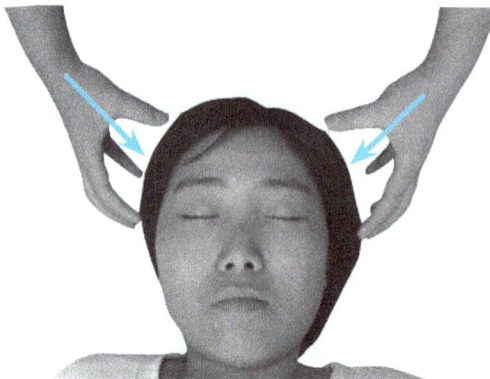

图 1-20　飞发法 1　　　　　　　　　　　　　　图 1-21　飞发法 2

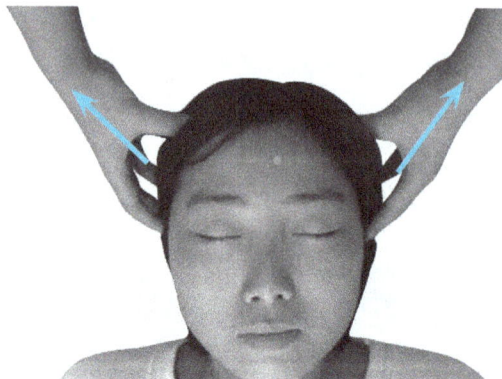

（6）提抓法：患者仰卧闭目，术者坐于患者床前。术者以两手大拇指指腹紧贴于患者头顶，其余四指置于患者两颞颥部。作提球而又滑掉的动作。操作时，以四指活动为主，要求轻快，有节奏感，其接触面积应逐渐扩散到整个头部。（图 1-22，图 1-23）

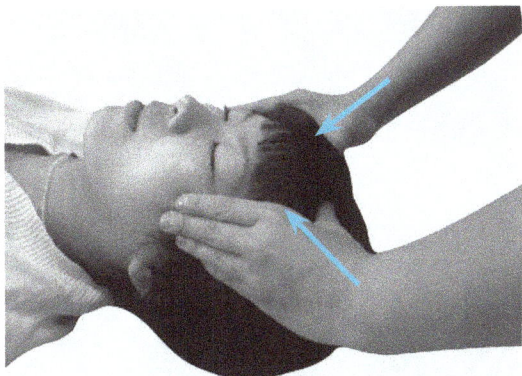

图 1-22 提抓法 1

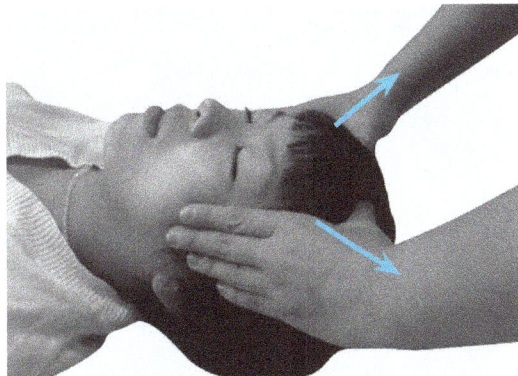

图 1-23 提抓法 2

(7) 指弹法：术者两手对掌并将两手五指分开或仅将示指、中指分开，其余交叉，贴于头两侧、额上，作高速上下交替弹打。（图 1-24，图 1-25）

图 1-24 指弹法 1

图 1-25 指弹法 2

(8) 按揉涌泉：术者用拇指点揉法点揉双侧涌泉穴各约 1 分钟。施术时用拇指指端着力于穴位处，用力持续按压该穴位，同时配合拇指带动深层组织的轻柔缓和的环旋活动。注意拇指指端要吸定于治疗部位，施加的压力要均匀，以上肢带动拇指点揉，揉动幅度要适中。（图 1-26）

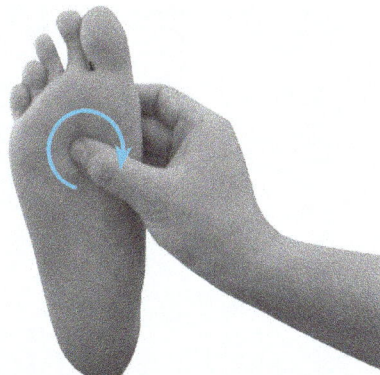

图 1-26 按揉涌泉

(9) 按揉穴位：重点在天柱、太阳（图1-27）、丝竹空（图1-28）、率谷（图1-29）、角孙等穴处。施术时用指端着力于穴位处，按住以后以上肢带动手指做轻柔缓和的环旋活动；注意动作要连续，保持均匀压力，持续而轻柔地旋转回环。施术时指端要吸定于穴位处，不可偏移。

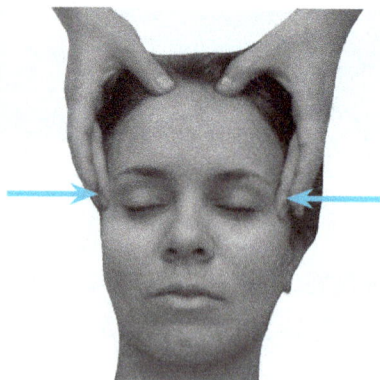

图1-27 按揉太阳

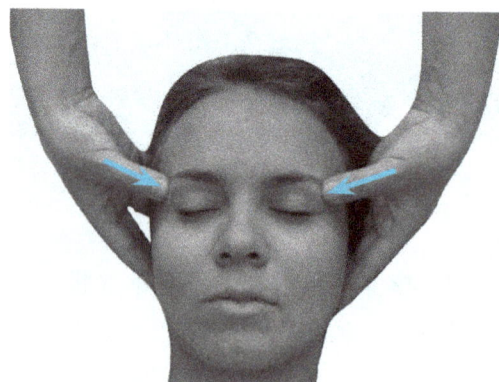

图1-28 按揉丝竹空

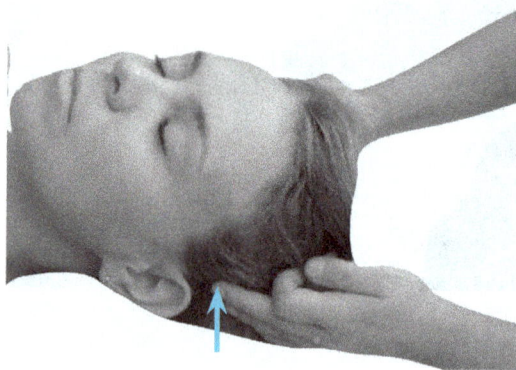

图1-29 按揉率谷

1) 对有面色潮红、恶心、呕吐等症状者，可加按揉内关、丰隆、胃俞（图1-30）等穴。

2) 对视觉障碍明显者，可加分推眼眶（图1-31），指揉眼周穴位如睛明（图1-32）、攒竹（图1-33）等，也可指揉光明穴。

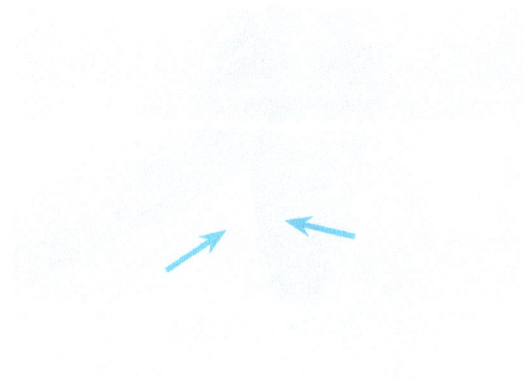

图1-30 按揉胃俞

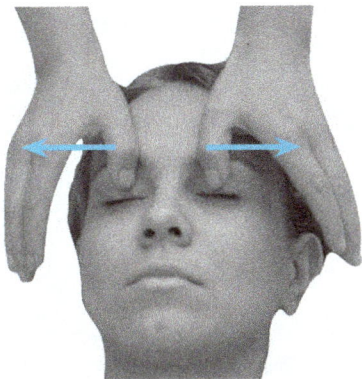
图 1-31　分推眼眶

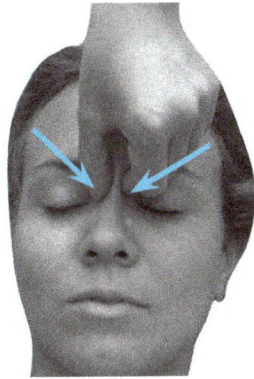
图 1-32　指揉睛明

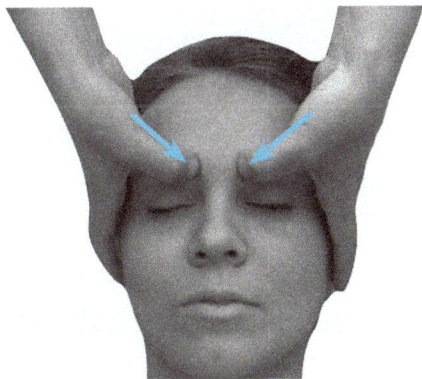
图 1-33　指揉攒竹

小贴士
T I P S

（1）要注意早晚的保暖，注意早、中、晚衣服的增减。

（2）保证充足的睡眠，生活、饮食要有节制。

（3）要调节情绪，不要给自己过多的压力，不要一天到晚埋头于书本，要多走出家门到户外进行锻炼，尽量缓解、放松情绪，避免不良外界刺激和精神紧张。

三 叉 神 经 痛

　　三叉神经痛是指在三叉神经分布区域内出现的阵发性电击样剧烈疼痛，历时数秒或数分钟，间歇期无症状。病程呈周期性发作，疼痛可自发，也可因刺激扳机点引起，是最典型的神经痛。

　　原发性三叉神经痛患者无论病程长短，神经系统检查无阳性体征。上颌支和下颌支常受损，而眼支较少罹患。绝大多数为一侧性，右侧较左侧稍多见。有时可累及二支，但很少三支同时罹患的。患者多见于中、老年人，40岁以上者约占70%～80%，女性居多。

临床表现

（1）发作性剧痛：突如其来的剧烈的疼痛发作，有一定的诱因，过度疲劳或精神紧张，可使发作加重。

（2）有扳机点（激痛点）：轻微刺激脸或唇、舌、齿龈、鼻翼的某一点，即可引起疼痛的暴发。

（3）持续时间短：通常每次仅数秒钟至1～2分钟或更长，疼痛的消失也很突然。

（4）伴有血管－自主神经症状：发作严重时患侧脸红、出汗、瞳孔散大、流泪、鼻黏膜充血、流鼻涕、唾液分布增多，患侧皮肤温度增高、肿胀。

按摩治疗小窍诀

1．头面部

（1）分推上下眼眶：患者仰卧位，术者坐于患者床前，用拇指分推法分推上下眼眶各15～20次。施术时分别将两手拇指指端置于患者眉头处，由中间分别沿上下眼眶向两侧分推至两侧太阳穴处，注意推时速度要均匀，不宜过快，力度以患者感觉舒适为宜。（图1-34，图1-35）

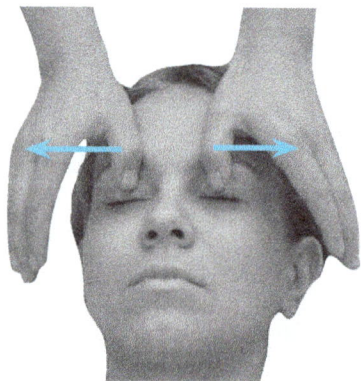

图1-34　分推上眼眶1　　　　　　　　　　图1-35　分推下眼眶2

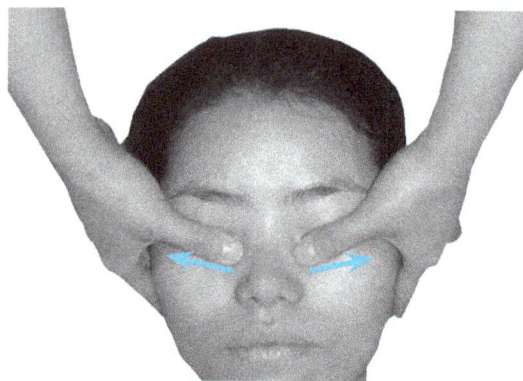

（2）按揉四白（图1-36）、阳白（图1-37）、太阳（图1-38）、鱼腰（图1-39）、丝竹空（图1-40）、下关（图1-41）、颧髎（图1-42）、颊车（图1-43）各1分钟，力度以得气为度。施术时用手指指端着力于患侧或两侧四白穴处，按住以后以上肢带动指端做轻柔缓和的环旋活动；按揉时指端要吸定于穴位处，保持均匀压力，持续而轻柔地旋转回环。

图 1-36 按揉四白

图 1-37 按揉阳白

图 1-38 按揉太阳

图 1-39 按揉鱼腰

图 1-40 按揉丝竹空

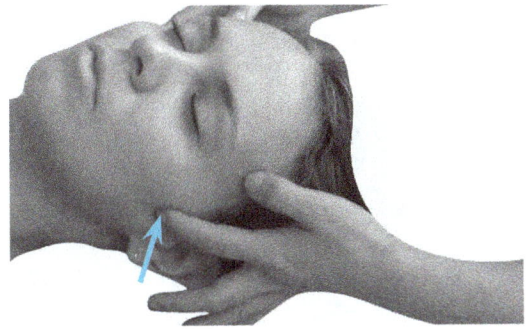

图 1-41 按揉下关

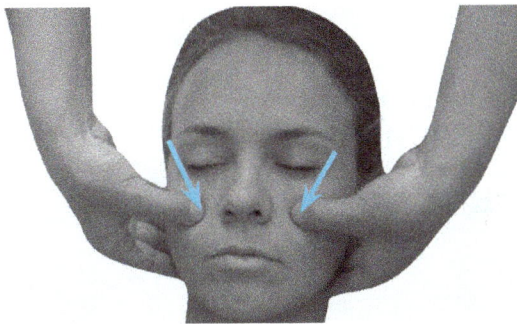

图 1-42 按揉颧髎

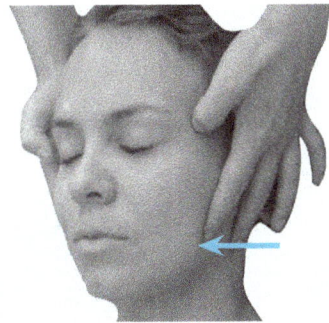

图 1-43 按揉颊车

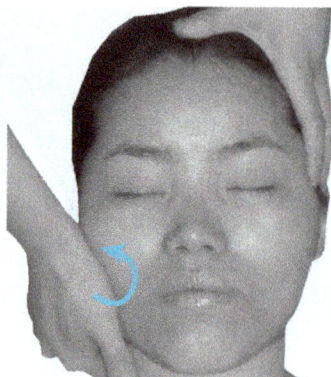

图1-44 大鱼际揉面颊

(3) 大鱼际揉面颊：患者仰卧位，术者坐于患者床前，将一手大鱼际置于患侧面颊局部，以上肢带动手做轻柔缓和的环旋活动，持续操作约3分钟。注意揉时大鱼际要吸定于治疗部位，作用层次需到达肌肉层，揉动幅度要适中。(图1-44)

2. 躯干四肢部

(1) 掐合谷：患者仰卧位，术者站于其身侧，用指掐法在合谷穴操作，以得气为度，时间持续约半分钟。施术时以单手拇指端指甲缘，将力贯注于指端，重按而掐之，施用掐法时着力或持续，或一上一下掐点之。但需注意不可刺破皮肤。(图1-45)

(2) 捏脊：患者俯卧位，术者站于其身侧，反复捏脊4～7遍，力度以患者能耐受为度。施术时两手略尺偏，两手示指中节桡侧横抵于皮肤，拇指置于示指前方的皮肤处，于骶尾部长强处用两手指共同捏拿肌肤，循脊椎或脊椎旁两侧徐徐捻动上移，边捏边拿，边提边放，连续灵活，直至颈部大椎穴处。(图1-46)

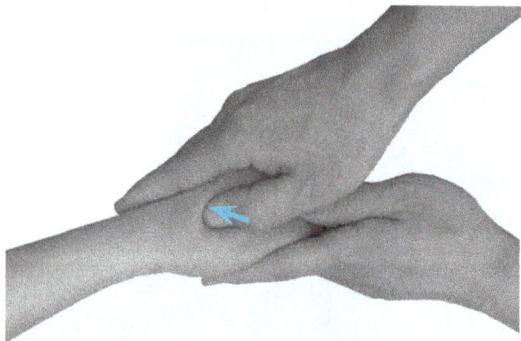

图1-45 掐合谷

图1-46 捏脊

小贴士
TIPS

治疗期间注意起居规律，心情舒畅；配合针灸、药物治疗，以提高疗效。

特发性面神经麻痹

特发性面神经麻痹，系指面神经在茎乳突孔内发生急性非化脓性炎症所致的一种周围性面瘫。本病可发于任何年龄、但以青壮年为多见，男性略多于女性。中医学称为"面瘫"，因其临床表现是以口眼向一侧歪斜为主症的病证，又称为"口眼㖞斜"。

❉ 临床表现

(1) 面部肌肉板滞、麻木、瘫痪、额纹消失，眼裂变大，口角下垂歪向健侧。

(2) 部分患者在发病早期可有耳内、耳后、下颌角附近疼痛感，及病侧面部僵硬发胀感。也有的病例可见患侧听觉过敏，舌前2/3部位味觉消失或面部无汗等。

❉ 按摩治疗小窍诀

1. 头面部

(1) 轻抹前额：患者仰卧位，术者坐于患者床前，用双手拇指指端着力，反复交替自印堂向神庭抹动，并边抹边向两侧移动位置，都是自眉部抹向发际边，至全额抹遍，反复3～5遍，至其额部红润为止。注意施术时动作轻快柔和，作用至皮肤及皮下。(图1-47，图1-48，图1-49)

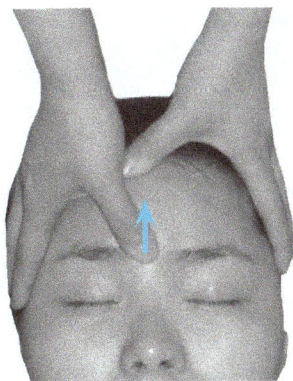
图1-47　轻抹前额1

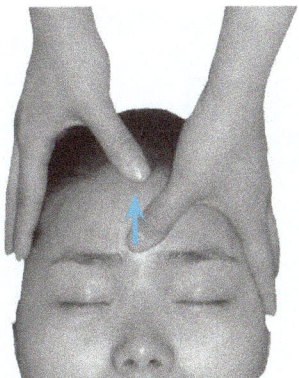
图1-48　轻抹前额2

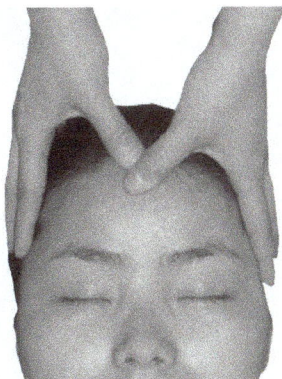
图1-49　轻抹前额3

图 1-50 大鱼际揉面颊

（2）大鱼际揉面颊：患者仰卧位，术者坐于其头前方，将一手大鱼际置于患侧面颊局部，以上肢带动手做轻柔缓和的环旋活动，持续操作约3分钟。注意揉时大鱼际要吸定于治疗部位，作用层次需到达肌肉层，揉动幅度要适中。（图1-50）

（3）点揉攒竹（图1-51）、鱼腰（图1-52）、阳白（图1-53）、丝竹空（图1-54）、四白（图1-55）、迎香（图1-56）、地仓（图1-57）、颊车（图1-58）、翳风（图1-59）穴各1分钟，力度以患者能耐受为度。施术时用手指指端着力于穴位处，按住以后以上肢带动指端做轻柔缓和的环旋活动；注意动作要连续，保持均匀压力，持续而轻柔地旋转回环。施术时指端要吸定于穴位处，不可偏移。

图 1-51 点揉攒竹

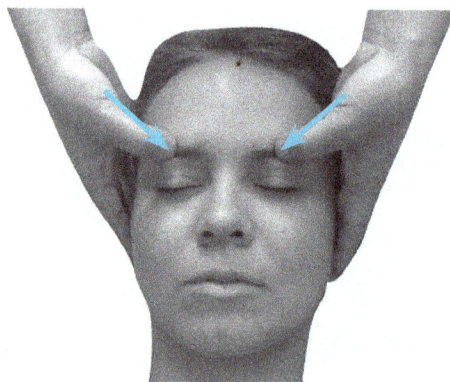

图 1-52 点揉鱼腰

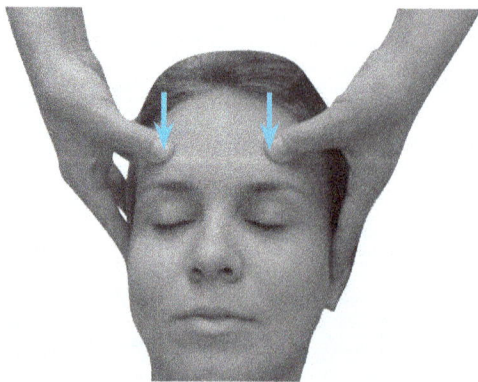

图 1-53 点揉阳白

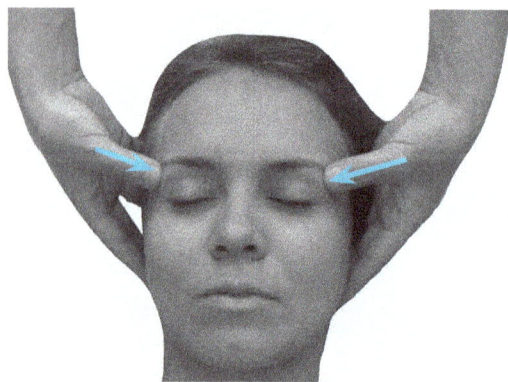

图 1-54 点揉丝竹空

16

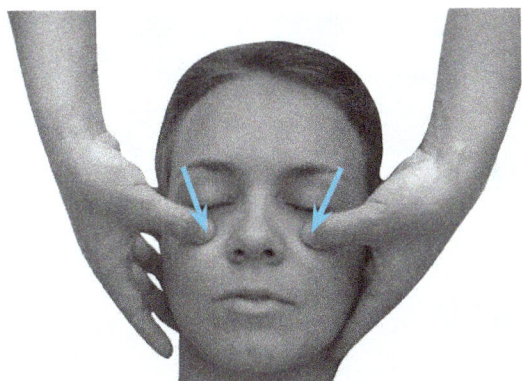

图 1-55 点揉四白

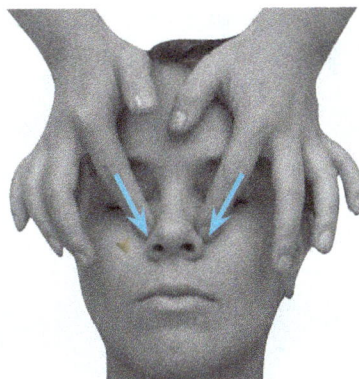

图 1-56 点揉迎香

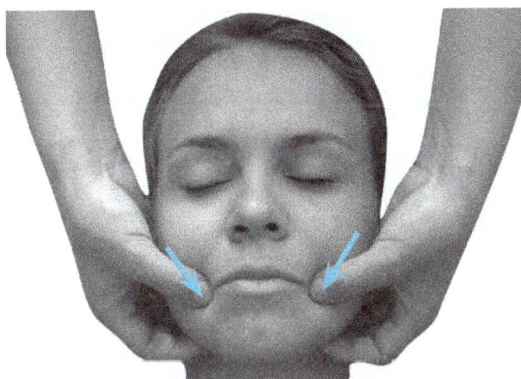

图 1-57 点揉地仓

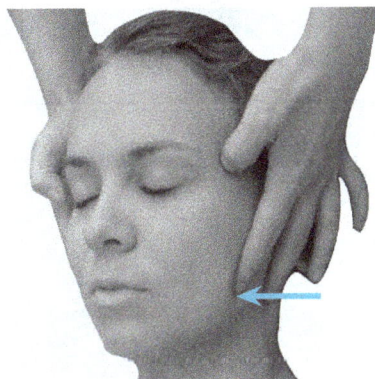

图 1-58 点揉颊车

（4）摩掌熨目：患者仰卧位，术者站或坐于患者床前，行摩掌熨目 5 ～ 8 遍。施术时术者先将两掌相互摩擦，搓热以后再将两手掌心放置在患者两眼之上，使眼部有温热舒适之感。注意两手一定要搓热，且要以掌心置于两眼之上，虽然用力轻，但应使热力达整个眼部。（图 1-60）

（5）掌搓面颊：患者仰卧位，术者坐于其头前方，以一手手掌置于患侧面颊局部，上下往返直线搓动约 1 分钟，至局部

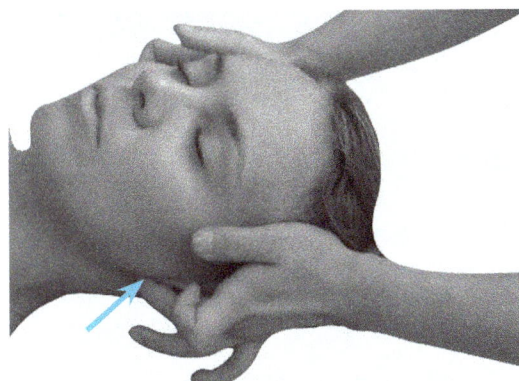

图 1-59 点揉翳风

透热为度，力度以患者感舒适为宜。注意搓动速度宜快，层次到达皮下肌肉层。（图 1-61）

2. 掐合谷

患者正坐或仰卧位，术者站于其身侧，用拇指掐法在合谷穴操作，以得气为度，时

间持续约半分钟。施术时以单手拇指端指甲缘，将力贯注于指端，重按而掐之，施用掐法时着力或持续，或一上一下掐点之。但需注意不可刺破皮肤。（图1-62）

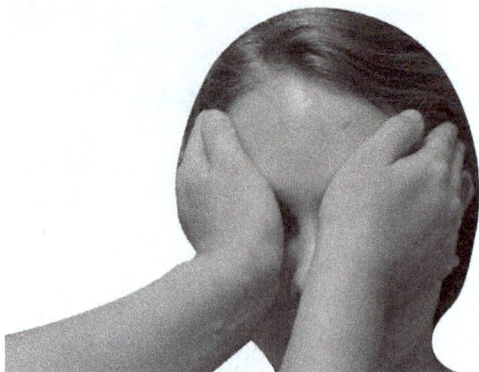
图1-60　摩掌熨目

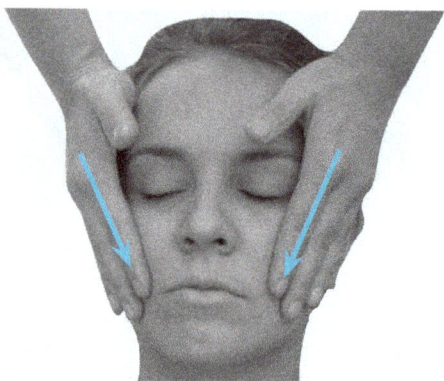
图1-61　掌搓面颊

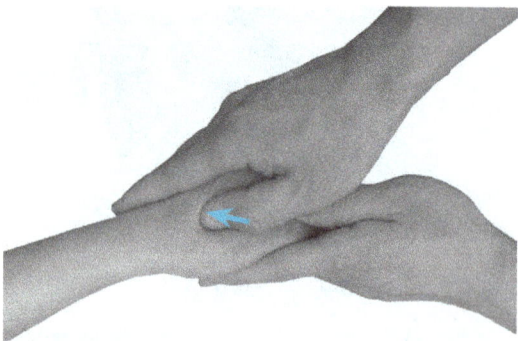
图1-62　掐合谷

小贴士
TIPS

治疗期间注意起居规律、避免受凉；配合针灸、中西药治疗，可提高疗效。

面 肌 痉 挛

　　面肌痉挛亦称面肌抽搐或偏侧面肌痉挛症，是一侧面神经受激惹而产生的功能紊乱证候群。为阵发性半侧面肌的不自主抽动，通常情况下，仅限于一侧面部，因而又称半面痉挛，偶可见于两侧。

　　多数在中年以后起病，起病时多为一侧上眼睑或下眼睑的间歇性抽搐。此后，逐渐缓慢地向面颊乃至整个半侧面部发展，严重者甚至可波及同侧的颈部肌肉。可因疲劳、激动、精神紧张、自主运动而加剧，但不能自行模仿或控制，严重时甚至可呈痉挛状态。

属于中医学的“面风”、“筋惕肉瞤”等范畴。

临床表现

(1) 阵发性、一侧性面肌抽搐，严重者甚至可波及同侧的颈部肌肉。少数患者抽搐发作时伴有轻度面部疼痛，个别病例可伴有头痛或病侧耳鸣。

(2) 除面部肌肉阵发性的抽搐外，无其他阳性体征发现，少数病例于病程晚期可伴有患侧面肌轻度瘫痪。肌电图上显示肌纤维震颤和肌束震颤波，脑电图检查显示正常。

按摩治疗小窍诀

1. 头面部

(1) 轻抹前额：患者仰卧位，术者坐于其头前方，用双手拇指指端着力，反复交替自印堂向神庭抹动，并边抹边向两侧移动位置，都是自眉部抹向发际边，至全额抹遍，反复 3 ~ 5 遍，至其额部红润为止。注意施术时动作轻快柔和，作用至皮肤及皮下。(图 1–63，图 1–64，图 1–65)

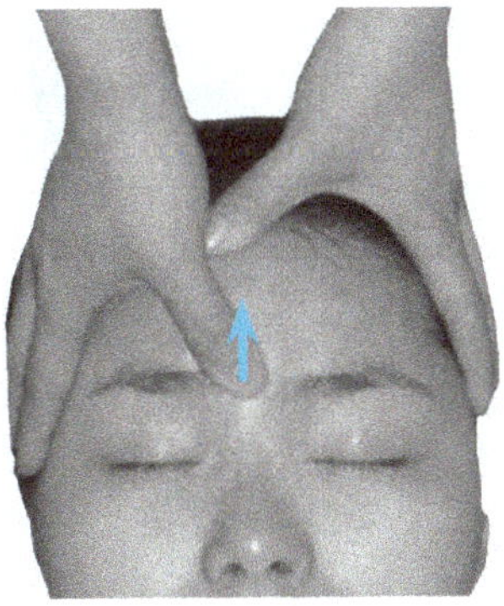

图 1–63 轻抹前额 1

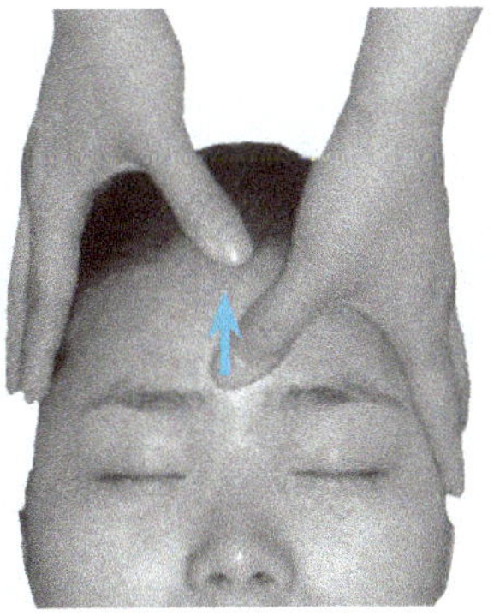

图 1–64 轻抹前额 2

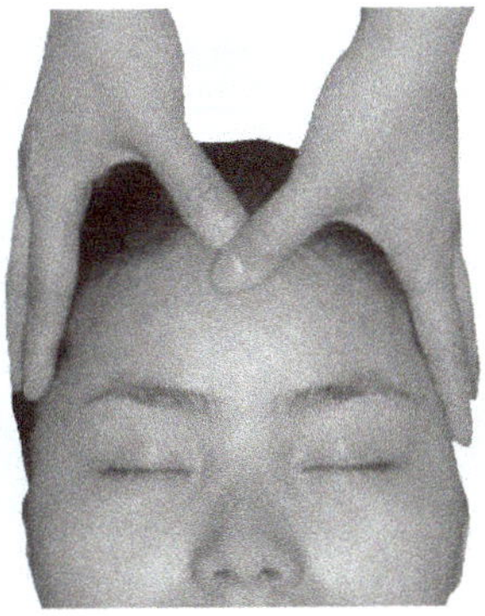

图 1–65 轻抹前额 3

图1-66　大鱼际揉面颊

（2）大鱼际揉面颊：患者仰卧位，术者坐于其头前方，将一手大鱼际置于患侧面颊局部，以上肢带动手做轻柔缓和的环旋活动，持续操作约3分钟。注意揉时大鱼际要吸定于治疗部位，作用层次需到达肌肉层，揉动幅度要适中。（图1-66）

（3）点揉翳风（图1-67）、攒竹（图1-68）、太阳（图1-69）、颧髎（图1-70）、四白（图1-71）、合谷穴，以酸痛为度，时间1分钟。施术时先以拇指或中指指腹按在穴位处，并在治疗穴位上作环旋揉动。操作时注意拇指或中指要吸定于治疗穴位上，施加的压力要均匀，按揉时要带动深层组织。

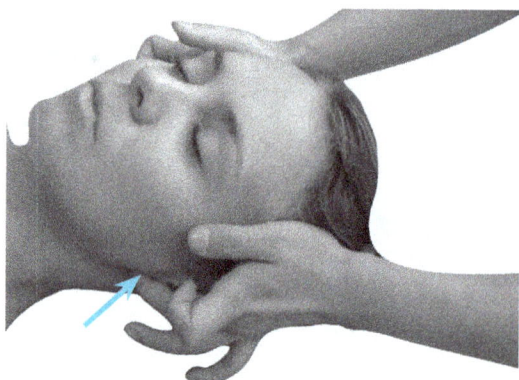

图1-67　点揉翳风

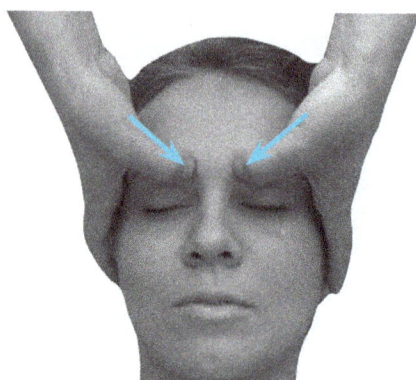

图1-68　点揉攒竹

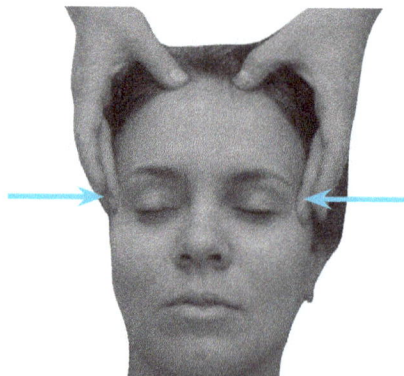

图1-69　点揉太阳

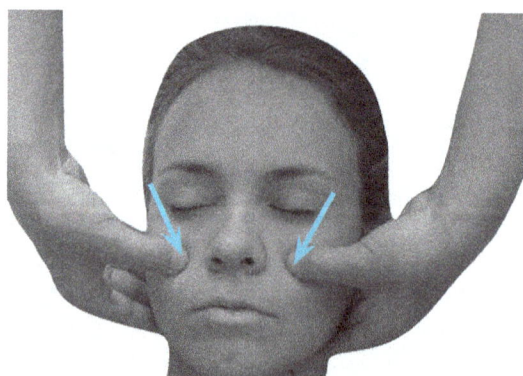

图1-70　点揉颧髎

（4）摩掌熨目：患者仰卧位，术者站或坐于患者床前，行摩掌熨目 3 ～ 5 遍。施术时术者先将两掌相互摩擦，搓热以后再将两手掌心放置在患者两眼之上，使眼部有温热舒适之感。本法有安神定志作用。注意施术时两手一定要搓热，且要以掌心置于两眼之上，虽然用力轻，但应使热能达整个眼部。（图 1-72）

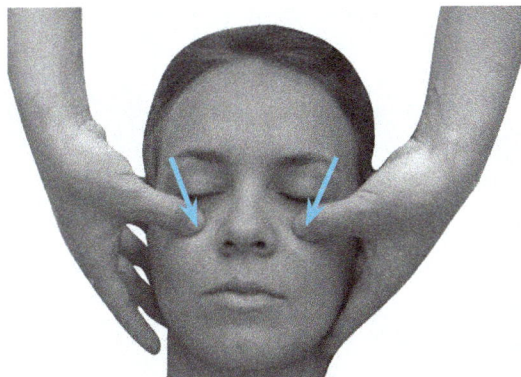

（5）掌搓面颊：患者仰卧位，术者坐于其头前方，以一手手掌置于患侧面颊局

图 1-71 点揉四白

部，上下往返直线搓动约 1 分钟，至局部透热为度，力度以患者感舒适为宜。注意搓动速度宜快，层次到达皮下肌肉层。（图 1-73）

图 1-72 摩掌熨目

图 1-73 掌搓面颊

2．四肢躯干部

（1）捏脊：患者俯卧位，术者站于其身侧，反复捏脊 4 ～ 7 遍，力度以患者能耐受为度。施术时两手略尺偏，两手示指中节桡侧横抵于皮肤，拇指置于示指前方的皮肤处，于骶尾部长强处用两手指共同捏拿肌肤，循脊椎或脊椎旁两侧徐徐捻动上移，边捏边拿，边提边放，连续灵活，直至颈部大椎穴处。（图 1-74）

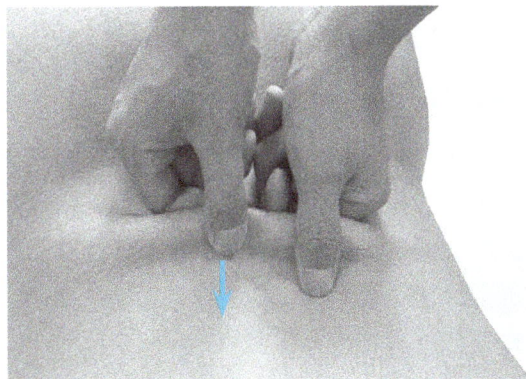

图 1-74 捏脊

治疗期间注意起居规律，保持心情舒畅；配合针灸、药物治疗，以提高疗效。

牙 痛

牙痛，指某种原因引起牙部周围及相关性疼痛，是口腔科牙齿疾病最常见的症状之一。

❋ 临床表现

（1）实证：牙齿疼痛剧烈，牙龈红肿较甚，或出脓渗血，肿连腮颊，头痛，口渴引饮，口气臭秽，大便秘结等。

（2）虚证：牙齿隐隐作痛或微痛，牙龈微红，微肿，久则龈肉萎缩，牙齿浮动，咬物无力，午后疼痛加重。全身可兼见腰酸痛，头晕眼花，口干不欲饮等。

❋ 按摩治疗小窍诀

（1）大鱼际揉面颊：患者仰卧位，术者坐于患者床前，将一手大鱼际置于患侧面颊局部，以上肢带动手做轻柔缓和的环旋活动，持续操作约 3 分钟。注意揉时大鱼际要吸定于治疗部位，作用层次需到达肌肉层，揉动幅度要适中。（图 1-75）

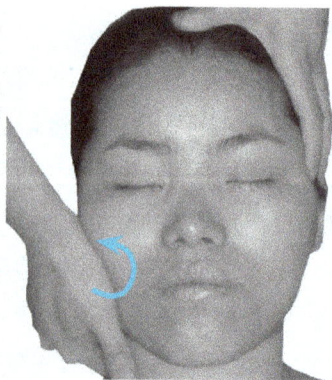

图 1-75　大鱼际揉面颊

（2）点揉上关（图 1-76）、下关（图 1-77）、颧髎（图 1-78）、颊车（图 1-79）、翳风（图 1-80）各 1 分钟，力度以产生强烈酸胀感为度。施术时用手指指端着力于穴位处，用力持续按压人体的穴位，同时配合手指指端带动深层组织的轻柔缓和的环旋活动。注意指端要吸定于治疗部位，施加的压力要均匀，以上肢带动指端点揉，揉动幅度要适中。

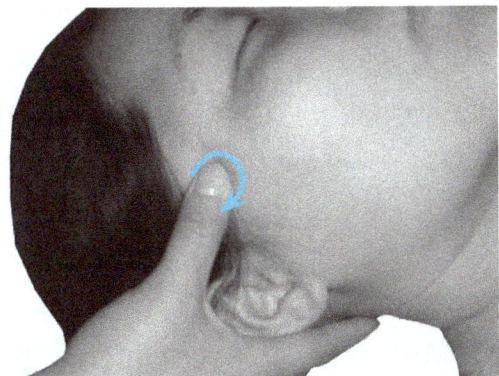

图1-76 点揉上关

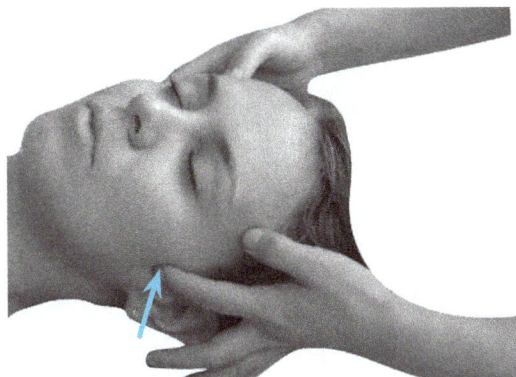

图1-77 点揉下关

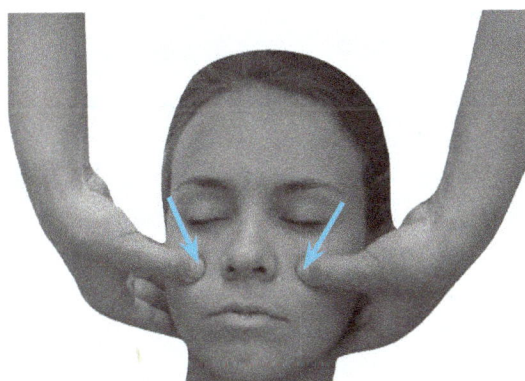

图1-78 点揉颧髎

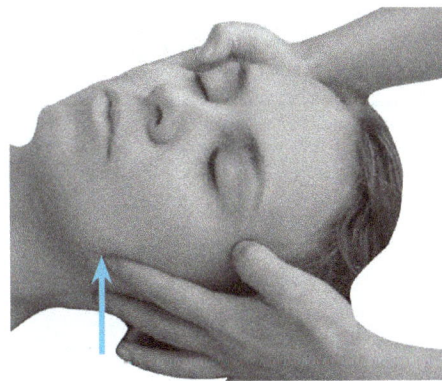

图1-79 点揉颊车

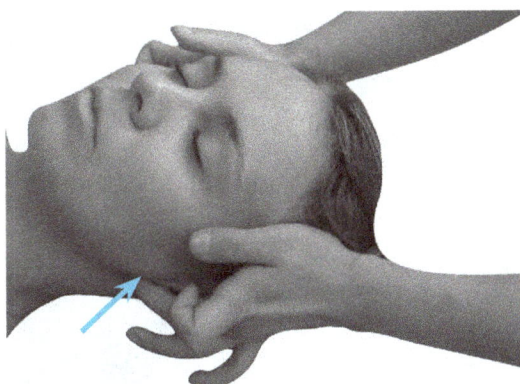

图1-80 点揉翳风

(3) 掐合谷：患者仰卧位，术者站于其身侧，用指掐法在合谷穴（拇、示指合拢，在肌肉的最高处）操作，以得气为度，时间持续约半分钟。施术时以单手拇指端指甲缘，将力贯注于指端，重按而掐之，施用掐法时着力或持续，或一上一下掐点之。但需注意不可刺破皮肤。（图1-81）

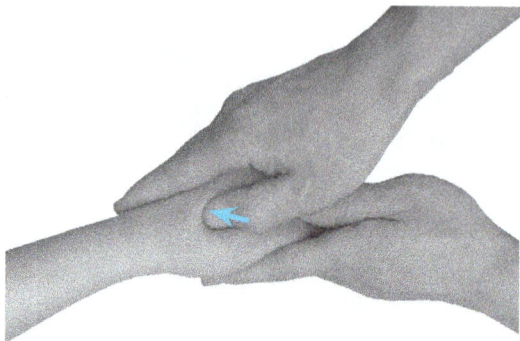

图 1-81　掐合谷

（4）按揉内庭：患者仰卧位，术者站于其身侧，用指按法在内庭穴操作，以酸胀得气为度，约 1 分钟。施术时，拇指和示指在趾蹼缘处相对用力，顺便刺激里内庭穴。

（5）擦涌泉：患者仰卧位，术者站于其身侧，用大鱼际擦足心涌泉穴 3 分钟，以局部皮肤微红透热，患者感舒适为宜。施术时一手固定足部，另一手大鱼际置于患者涌泉穴处，往返上下直线擦动，注意速度要均匀，力度宜轻柔。（图 1-82，图 1-83）

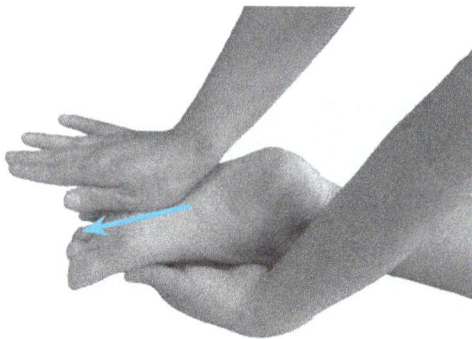

图 1-82　擦涌泉 1

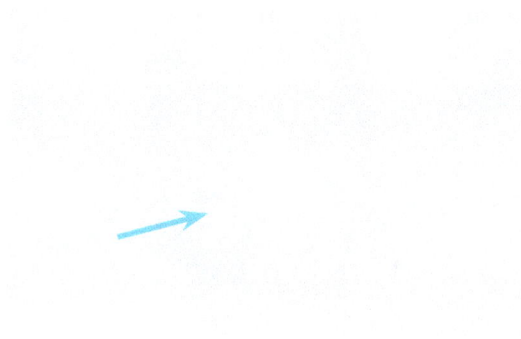

图 1-83　擦涌泉 2

实火牙痛可加点揉历兑、曲池（图 1-84）。
虚火牙痛可加点揉太溪（图 1-85）、照海。

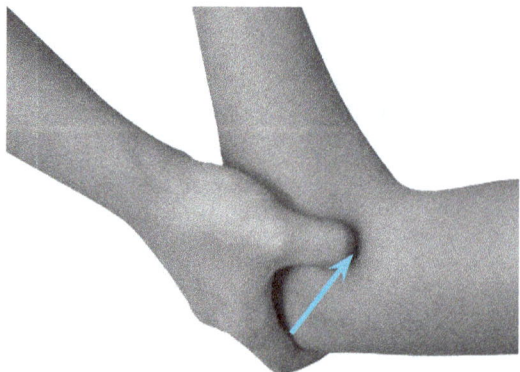

图 1-84　点揉曲池

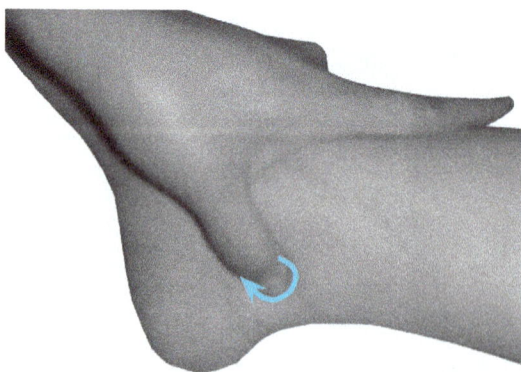

图 1-85　点揉太溪

如疼痛剧烈，可用药物如金黄散外敷肿胀疼痛处或配合针灸治疗。本法治疗牙痛可有效缓解症状，但是待牙痛缓解，还需去医院针对病因进行治疗。

颞下颌关节紊乱综合征

颞下颌关节紊乱综合征，是指由于颞下颌关节功能紊乱或结构损伤而引起的以疼痛、活动障碍等症状的综合征。疼痛位于耳前的深处，并且可由该处放射。疼痛可弥散到整个一侧面部，性质为钝痛，程度为轻度或中度，咀嚼、说话、咬牙等活动可诱发和加重疼痛。

临床表现

(1) 关节弹响：单侧多见，有的伴有疼痛。

(2) 关节疼痛：主要表现在开口和咀嚼运动时关节周围肌肉群的疼痛，不红肿。在关节处可有压痛。

(3) 颞下颌运动异常：开口度异常，表现为开口过大或过小。开口型异常，表现为开口时下颌中线偏斜或歪曲。有时开口运动出现绞锁。

(4) 其他如头痛、头晕、耳鸣、耳闷、眼花、眼胀，以及吞咽困难、咀嚼肌酸胀不适等。

按摩治疗小窍诀

(1) 大鱼际揉面颊：患者仰卧位，术者坐于患者床前，将一手大鱼际置于患侧面颊局部，以上肢带动手做轻柔缓和的环旋活动，持续操作约 3 分钟。注意揉时大鱼际要吸定于治疗部位，作用层次需到达肌肉层，揉动幅度要适中。(图 1-86)

(2) 点揉耳门（图 1-87）、听宫（图 1-88）、听会（图 1-89）、上关（图 1-90）、下关（图 1-91）、颧髎（图 1-92）

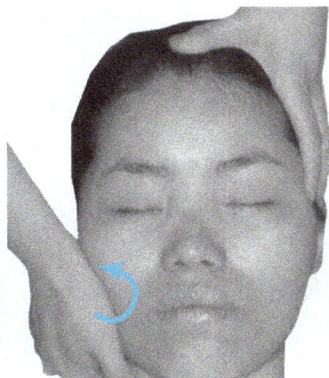

图 1-86　大鱼际揉面颊

各1分钟，力度以产生强烈酸胀感为度。施术时用拇指或示指指端着力于穴位处，用力持续按压人体的穴位，同时配合拇指或示指带动深层组织的轻柔缓和的环旋活动。注意拇指或示指指端要吸定于治疗部位，施加的压力要均匀，以上肢带动指端点揉，揉动幅度要适中。

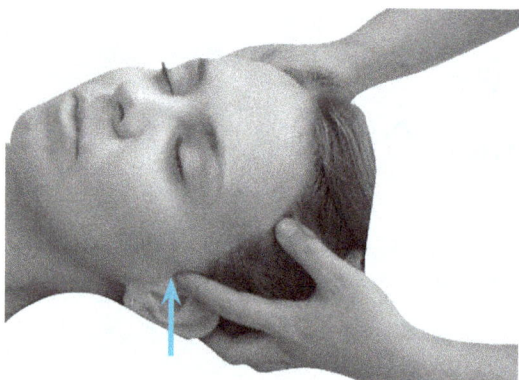

图1-87 点揉耳门

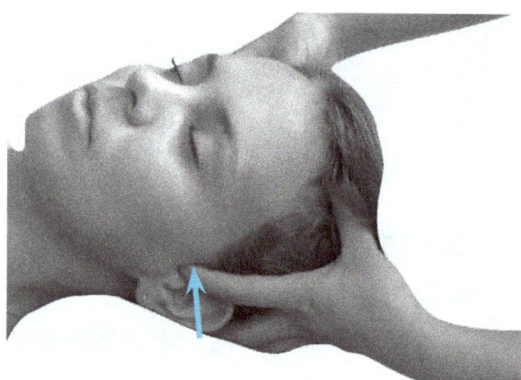

图1-88 点揉听宫

图1-89 点揉听会

图1-90 点揉上关

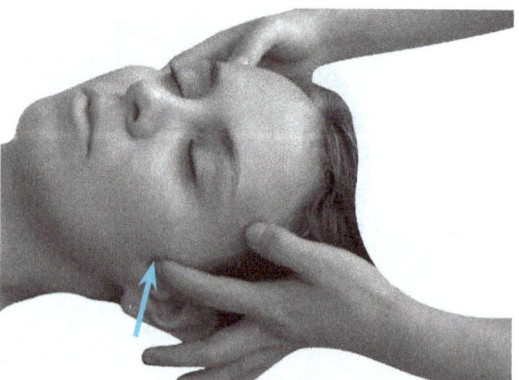

图1-91 点揉下关

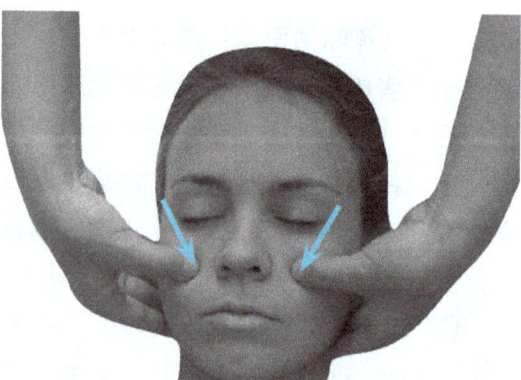

图1-92 点揉颧髎

(3) 抹擦法：术者以两手中、示、环三指之末节着力，紧贴于患者两颞部进行环形抹擦。抹擦时，环形要由一点逐渐向外扩散。（图1-93，图1-94）

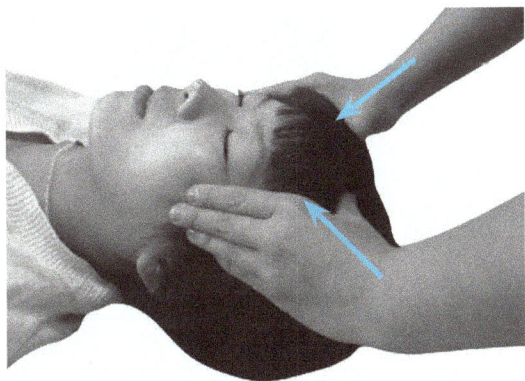

图1-93 抹擦法1　　　　　　　　　　　　图1-94 抹擦法2

(4) 提抓法：术者以两手大拇指指腹紧贴于患者头顶，其余四指置于患者两颞颥部。作提球而又滑掉的动作。操作时，以四指活动为主，要求轻快，节律，其接触面积应逐渐扩散。（图1-95，图1-96）

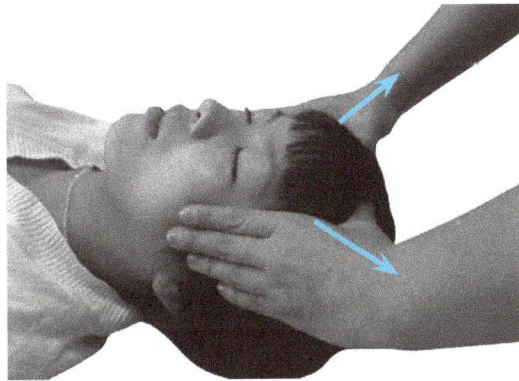

图1-95 提抓法1　　　　　　　　　　　　图1-96 提抓法2

(5) 掌搓面颊：患者仰卧位，术者坐于其头前方，以一手手掌置于患侧面颊局部，上下往返直线搓动约1分钟，至局部透热为度，力度以患者感舒适为宜。注意搓动速度宜快，层次到达皮下肌肉层。（图1-97）

(6) 掐合谷：患者正坐或仰卧位，术者站于其身侧，用拇指掐法在合谷穴（拇、示指合拢，在肌肉的最高处）操作，以得气为度，时间持续约半分钟。施术时以单手拇指端指甲缘，将力贯注于指端，重按而掐之，施用掐法时着力或持续，或一上一下掐点之。但需注意不可刺破皮肤。（图1-98）

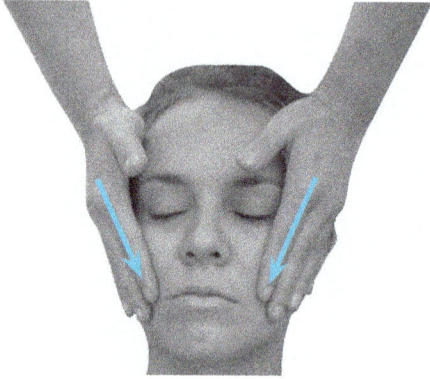

图1-97　掌搓面颊

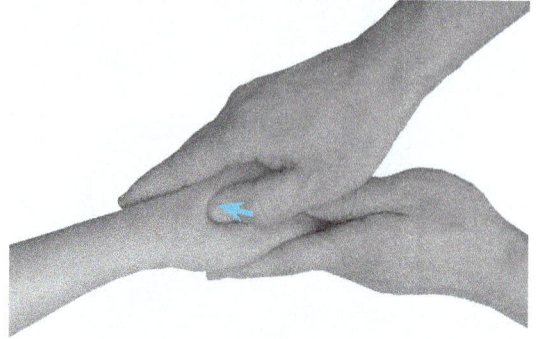

图1-98　掐合谷

小贴士 TIPS

　　避免吃硬质食物以及张口过大；注意面部保暖；每日进行张口练习；消除不利精神因素。可配合针灸治疗以提高疗效。

第二章

眼部疾病

近　视

　　近视，是指在不使用调节器的情况下，平行光线通过眼的屈光系统屈折后焦点落在视网膜之前的一种屈光状态，是以视远物模糊不清，而视近物仍属正常为特征，中医学称为"能近怯远症"。由于眼球内结构器质性病变，而导致的近视，称为"真性近视"；由于眼的调节器官痉挛所引起的近视，称为"假性近视"。推拿治疗假性近视的效果较好。

❀ 临床表现

　　(1) 患者常感看远处朦胧，视近处清晰。

　　(2) 中度近视者，视物常有眯缝眼动作，或将所看书报移近至眼前。

　　(3) 高度近视者，大多合并有眼底退行性病变，久视之后多伴有头昏脑胀，眉棱骨疼痛等症状。

　　(4) 近视眼如不佩戴眼镜，在近距离工作或阅读时，易产生肌性眼疲劳，出现双影、眼胀痛、头痛、恶心等症。

❀ 按摩治疗小窍诀

　　(1) 揉眉弓法：术者以两手大拇指指腹着力，从患者两眉间印堂穴开始，沿眉弓上缘分别向外揉经攒竹、丝竹空和瞳子髎穴直至太阳穴。须反复施术 3 ~ 5 次。(图 2-1，图 2-2，图 2-3)

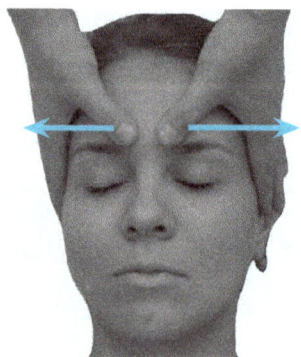
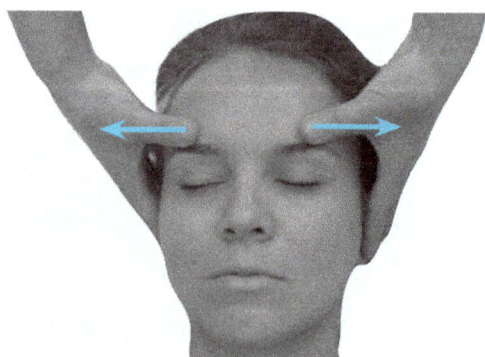

图 2-1　揉眉弓 1　　　　　　　　　　　　　图 2-2　揉眉弓 2

(2) 分推上下眼眶：患者仰卧位，术者坐于患者床前，用拇指分推法分推上下眼眶各 15 ~ 20 次。施术时分别将两手拇指指端置于患者眉头处，由中间分别沿上下眼眶向两侧分推至两侧太阳穴处，注意推时速度要均匀，不宜过快，力度以患者觉舒适为宜。（图 2-4，图 2-5）

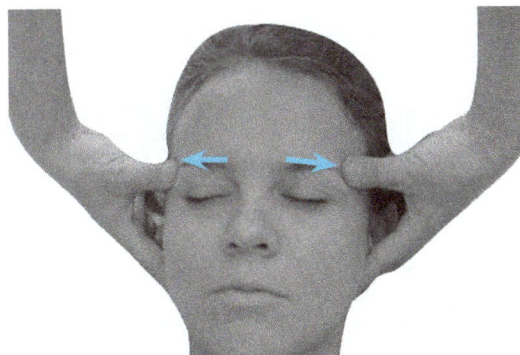

图 2-3　揉眉弓 3

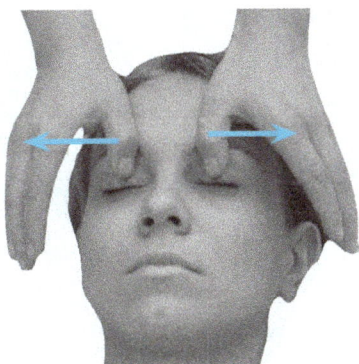

图 2-4　分推上眼眶 1

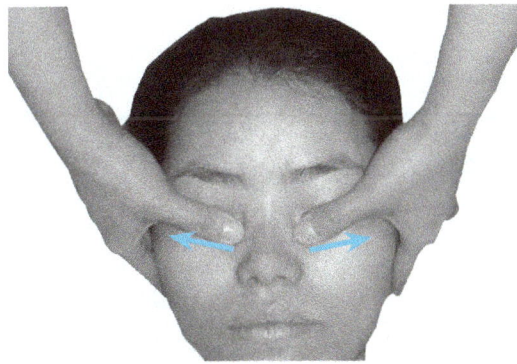

图 2-5　分推下眼眶 2

(3) 轻抹前额：患者仰卧位，术者坐于患者头前，用两手拇指的罗纹面着力于前额，自印堂至神庭做抹法，反复操作 1 分钟。施术时以拇指的近端带动远端，做上下的单方向移动，其余四指置于头的两侧相对固定。在做抹法时，力量不宜太大，仅达皮肤和皮下，不带动皮下深层组织，速度宜稍快，此时患者可有轻松舒适的感觉。（图 2-6，图 2-7，图 2-8）

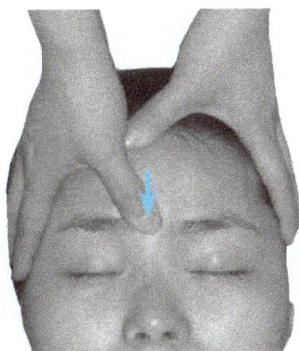

图 2-6　轻抹前额 1

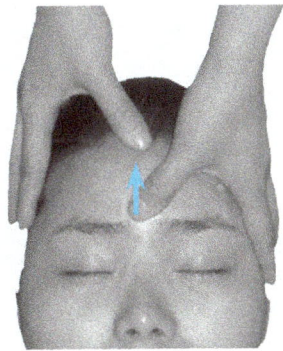

图 2-7　轻抹前额 2

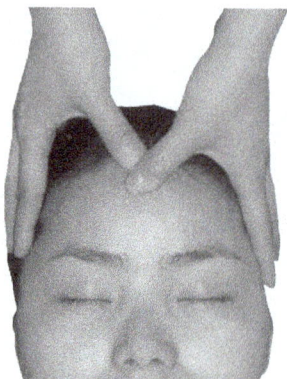

图 2-8 轻抹前额 3

（4）点揉攒竹（图 2-9）、鱼腰（图 2-10）、承泣、四白（图 2-11）、太阳（图 2-12）、瞳子髎（图 2-13）、光明穴各 1 分钟，力度以有酸胀感为度。施术时用拇指或中指指端着力于穴位处，用力持续按压人体的穴位，同时配合拇指或中指带动深层组织的轻柔缓和的环旋活动。注意拇指或中指指端要吸定于治疗部位，施加的压力要均匀，以上肢带动手指点揉，揉动幅度要适中。

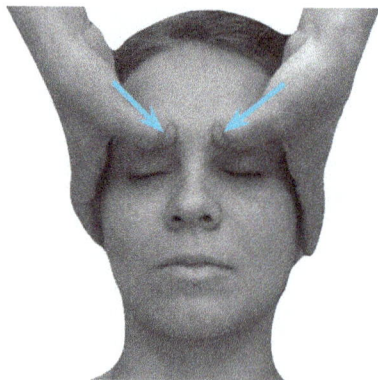

图 2-9　点揉攒竹

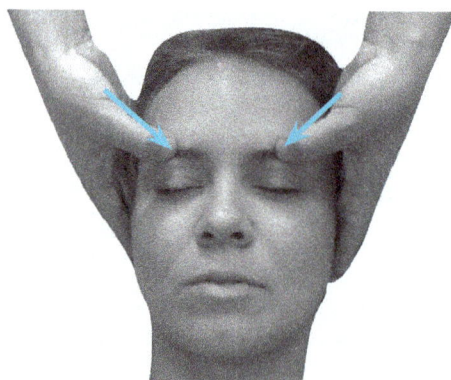

图 2-10　点揉鱼腰

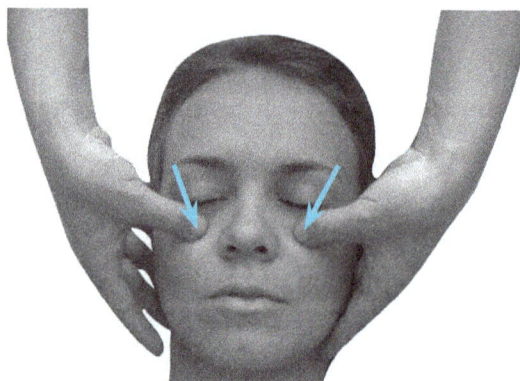

图 2-11　点揉四白

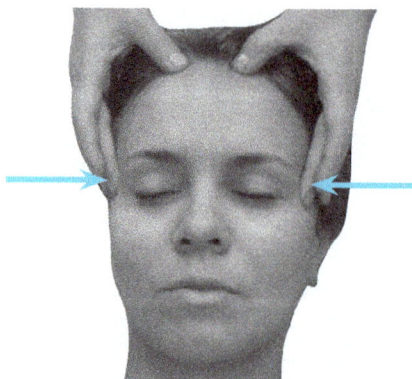

图 2-12　点揉太阳

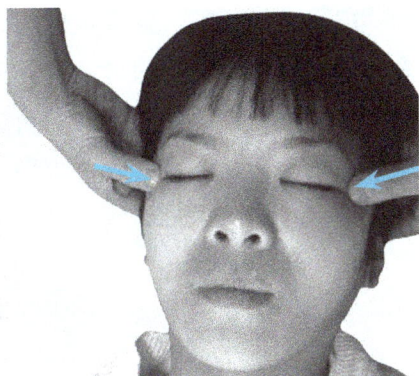

图 2-13　点揉瞳子髎

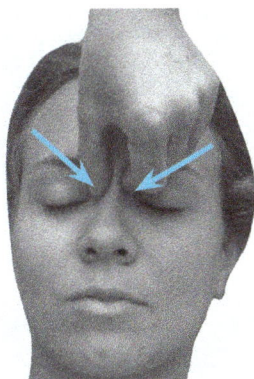

图 2-14　拿按睛明

（5）拿按睛明穴：患者仰卧位，术者坐于患者床前，将一手示、拇指端两指置于睛明穴上，同时由外向内相对用力均匀地拿按双侧睛明穴 100 下，力度以有酸胀感为度。施术时注意切忌使用指甲操作，以免患者产生不适。（图 2-14）

（6）抹眼球法：术者以两手大拇指指腹着力，从患者两内眼角睛明穴开始，分别经瞳子髎穴抹至太阳穴。反复施术 50 ～ 100 次。手法要求轻快、柔软、深透、有力。（图 2-15，图 2-16，图 2-17）

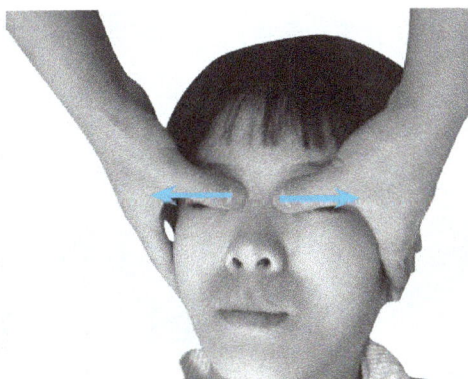

图 2-15　抹眼球法 1

图 2-16　抹眼球法 2

图 2-17　抹眼球法 3

图 2-18　拿颈项肌

（7）拿颈项肌：患者正坐位，术者站在患者的侧后方，在颈项部施以拿法约 3 分钟。施术时一手扶住患者的头部，另一手的拇指与其余四指对合呈钳形，施以夹力，在颈部做广泛且深透的拿法，自上而下，放松颈部肌肉。注意拿时，前臂放松，手掌空虚，捏拿的方向要与肌腹垂直，动作要连贯，用力由轻到重，不可突然用力，应以掌指关节运动为主捏拿肌腹，指间关节不动。（图 2-18）

（8）点揉肝俞（图 2-19）、脾俞（图 2-20）、肾俞（图 2-21）各持续约 1 分钟。施术时用拇指罗纹面着力于穴位上，其余四指置于其对侧或相应的部位以助力，在拇指指面用力向下按压的同时，以上肢带动拇指做环旋揉动，注意按揉时着力部位要吸定于治疗部位，并带动深层组织，揉动的幅度要适中。

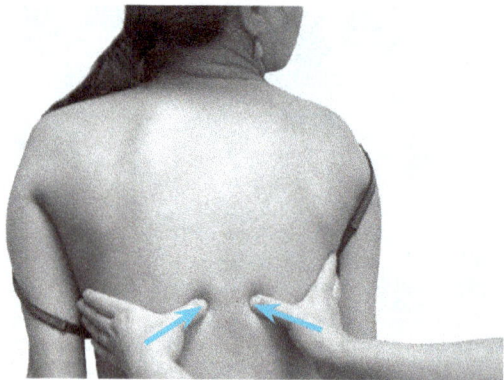

图 2-19　点揉肝俞

图 2-20　点揉脾俞

图 2-21　点揉肾俞

(9) 捏脊：患者俯卧位，术者站于其身侧，反复捏脊 4 ~ 7 遍，力度以患者能耐受为度。施术时两手略尺偏，两手示指中节桡侧横抵于皮肤，拇指置于示指前方的皮肤处，于骶尾部长强处用两手指共同捏拿肌肤，循脊椎或脊椎旁两侧徐徐捻动上移，边捏边拿，边提边放，连续灵活，直至颈部大椎穴处。(图 2-22)

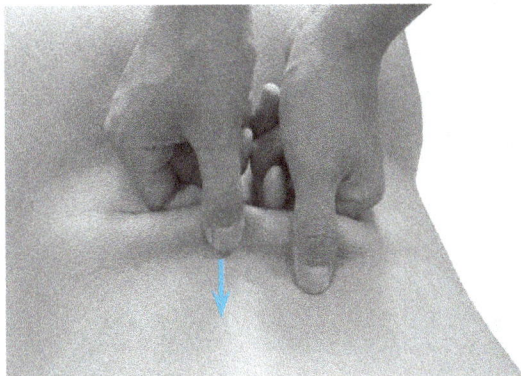

图 2-22 捏脊

小贴士 TIPS

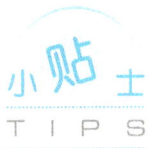

本法对假性近视疗效较好。治疗期间注意用眼卫生，保证充分的休息。可配合针灸治疗以提高疗效。

弱 视

弱视是指眼部没有可查觉的器质性病变，视力达不到 0.9，而且配戴任何眼镜视力均得不到矫正，可以发生于一眼或两眼。弱视与斜视有密切关系，单眼偏斜可致该眼弱视，而弱视又可形成斜视。

❀ 临床表现

(1) 视力减退，重度弱视的视力为 ≤ 0.1，中度 0.2 ~ 0.5，轻度 0.6 ~ 0.8。

(2) 对排列成行的视标分辨力较单个视标差 2 ~ 3 行。

(3) 弱视眼常有斜视，如旁中心固视，即是用中心凹以外的视网膜某一点注视目标。

(4) 常有眼位偏斜。

❀ 按摩治疗小窍诀

(1) 揉眉弓法：术者以两手大拇指指腹着力，从患者两眉间印堂穴开始，沿眉弓上缘分别向外揉经攒竹、丝竹空和瞳子髎穴直至太阳穴。须反复施术 3 ~ 5 次。(图 2-23，图 2-24，图 2-25)

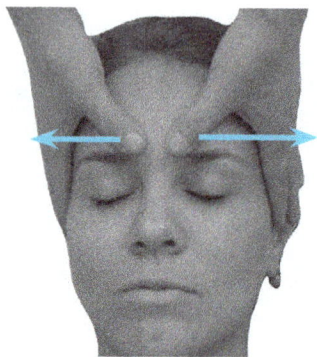

图 2-23 揉眉弓法 1

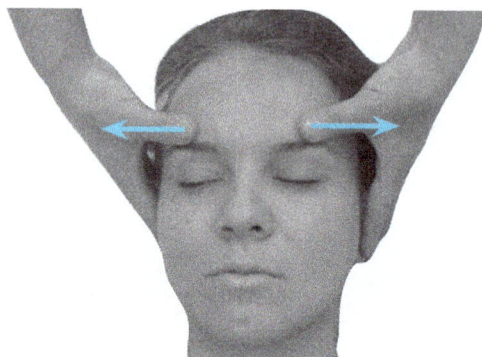

图 2-24 揉眉弓法 2

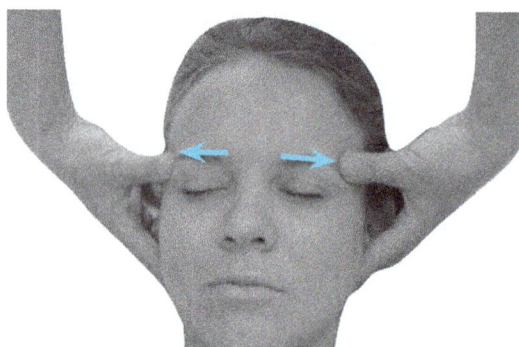

图 2-25 揉眉弓法 3

（2）分推上下眼眶：患者仰卧位，术者坐于其头前方，用拇指分推法分推上下眼眶各 15 ～ 20 次。施术时分别将两手拇指指端置于患者眉头处，由中间分别沿上下眼眶向两侧分推至两侧太阳穴处，注意推时速度要均匀，不宜过快，力度以患者觉舒适为宜。（图 2-26，图 2-27）

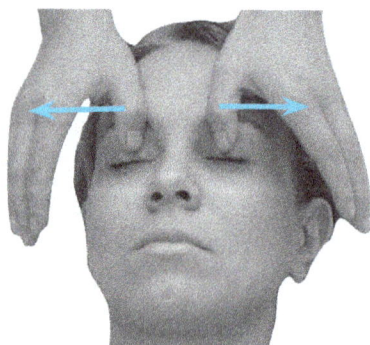

图 2-26 分推上眼眶

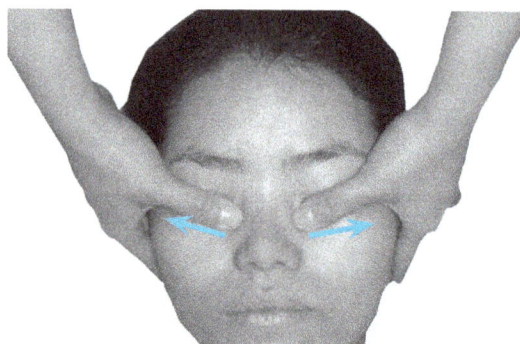

图 2-27 分推下眼眶

（3）按揉印堂（图 2-28）、攒竹（图 2-29）、鱼腰（图 2-30）、丝竹空（图 2-31）、承泣、四白（图 2-32）、太阳穴（图 2-33）各 1 分钟，力度以患者能耐受为度。施术时用拇指或中指指端着力于穴位处，按住以后以上肢带动指端做轻柔缓和的环旋活动；注意动作要连续，保持均匀压力，持续而轻柔地旋转回环。施术时拇指或中指要吸定于穴位处，不可偏移。

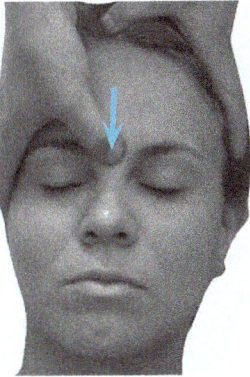

图 2-28　按揉印堂

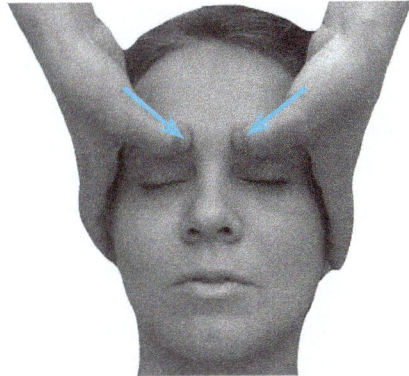

图 2-29　按揉攒竹

图 2-30　按揉鱼腰

图 2-31　按揉丝竹空

图 2-32　按揉四白

图 2-33　按揉太阳

　　(4) 拿按睛明穴：患者仰卧位，术者坐于患者床前，将一手示、拇指端两指置于睛明穴上，同时由外向内相对用力均匀地拿按双侧睛明穴 100 下，力度以有酸胀感为度。施术时注意切忌使用指甲操作，以免患者产生不适。(图 2-34)

图 2-34 拿按睛明

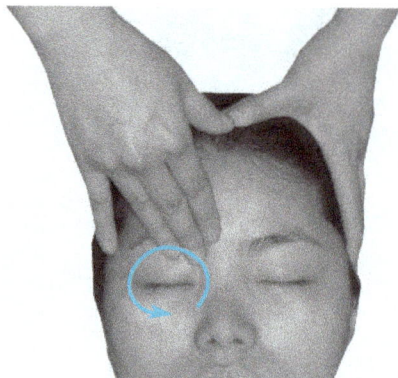

图 2-35 指摩眼周

（5）指摩眼周：患者仰卧位，术者坐于患者床前，用三指摩法轻摩眼周肌肉 3 分钟，力度以患者觉舒适为宜。施术时将示指、中指、环指并拢置于患者眼周，作环形而有节律的抚摩，边摩边移动位置，至摩遍眼周一圈，反复操作。注意上肢及腕指要放松，动作宜轻柔，速度宜和缓。（图 2-35）

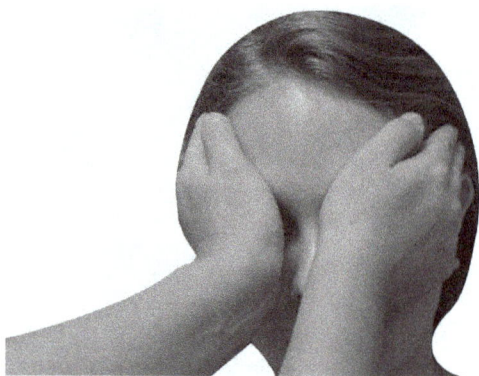

图 2-36 摩掌熨目

图 2-37 点揉太溪

（6）摩掌熨目：患者仰卧位，术者站或坐于患者床前，行摩掌熨目 3～5 遍。施术时术者先将两掌相互摩擦，搓热以后再将两手掌心放置在患者两眼之上，使眼部有温热舒适之感。本法有安神定志作用。注意施术时两手一定要搓热，且要以掌心置于两眼之上，虽然用力轻，但应使热能达整个眼部。（图 2-36）

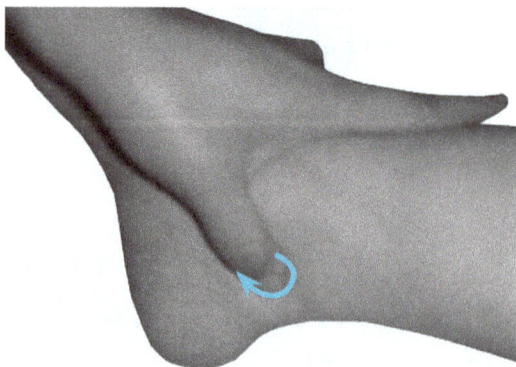

（7）点揉太冲、太溪（图 2-37）、光明、足三里（图 2-38）：患者仰卧位，术者站于其身侧，用拇指点揉法点揉太冲、太溪、光明、足三里各约 1 分钟。施术时用拇指指端着力于穴位处，用力持续按压人体的穴位，同时配合拇指带动深层组织的轻柔缓和的环旋活动。注意拇指指端要吸定于治疗部位，施加的压力要均匀，以上肢带动拇指点揉，揉动幅度要适中。

（8）点揉肝俞（图 2-39）、脾俞（图 2-40）、肾俞（图 2-41）各持续约 1 分钟。施术时用拇指罗纹面着力于穴位上，其余四指置于其对侧或相应的部位以助力，在拇指指面用力向下按压的同时，以上肢带动拇指做环旋揉动，注意按揉时着力部位要吸定于治疗部位，并带动深层组织，揉动的幅度要适中。

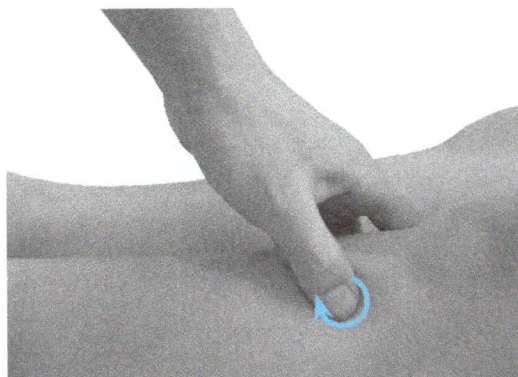

图 2-38　点揉足三里

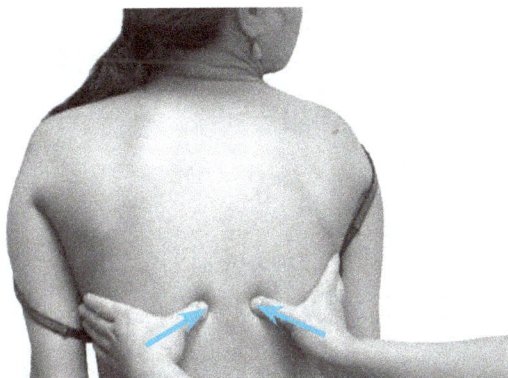

图 2-39　点揉肝俞

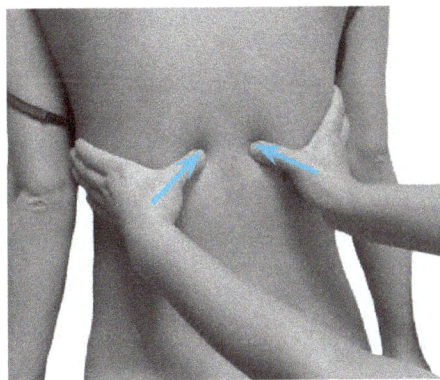

图 2-40　点揉脾俞

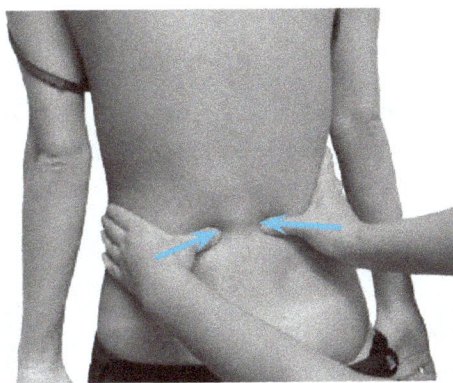

图 2-41　点揉肾俞

小贴士 TIPS

多吃富含 B 族维生素的食物，如蛋类、鱼类、奶类、胡萝卜、菠菜等；注意用眼卫生；配合针灸治疗以提高疗效。

麻痹性斜视

麻痹性斜视，是由于眼外肌麻痹，影响到眼球的运动而引起的斜视。在一般情况下，两眼球的运动，是由于眼球外肌的相互联系，相互依赖而取得协调一致的。若眼外肌不能保持平衡协调一致，两眼就不能同时注视一个目标。即一眼的视线正对目标时，另一眼的视线则偏斜向目标的一侧，即为斜视。有内斜视、外斜视、上斜视和下斜视之分。

❋ 临床表现

(1) 复视：为麻痹性斜视的特征之一。
(2) 眼位偏斜：麻痹性斜视一般均有程度不同的眼位偏斜。
(3) 第二斜视角大于第一斜视角。
(4) 眼球运动障碍。
(5) 头位偏斜。

图 2-42　分推眉弓 1

❋ 按摩治疗小窍诀

(1) 分推眉弓：患者仰卧位，术者坐于其头前方，用拇指分推法分推两侧眉弓15～20 次。施术时分别将两手拇指指端置于患者眉心处，由中间沿眉弓方向向两侧分推至两侧太阳穴处，注意推时速度要均匀，不宜过快，力度以患者觉舒适为宜。(图 2-42，图 2-43，图 2-44)

图 2-43　分推眉弓 2

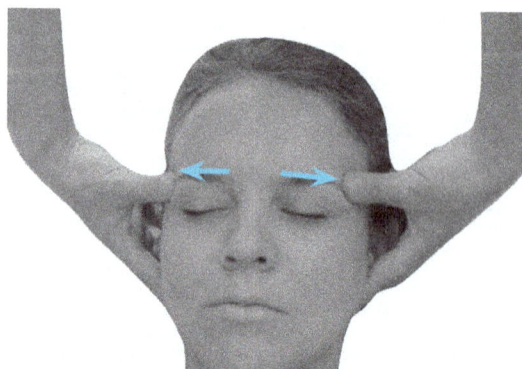

图 2-44　分推眉弓 3

（2）分推上下眼眶：患者仰卧位，术者坐于其头前方，用拇指分推法分推上下眼眶各 15 ～ 20 次。施术时分别将两手拇指指端置于患者眉头处，由中间分别沿上下眼眶向两侧分推至两侧太阳穴处，注意推时速度要均匀，不宜过快，力度以患者觉舒适为宜。（图 2-45，图 2-46）

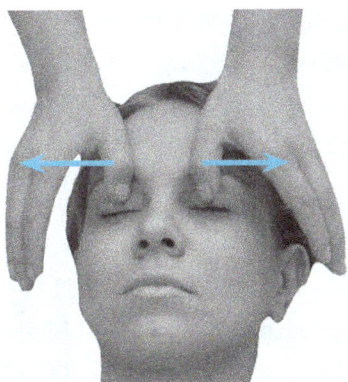

图 2-45　分推上眼眶 1

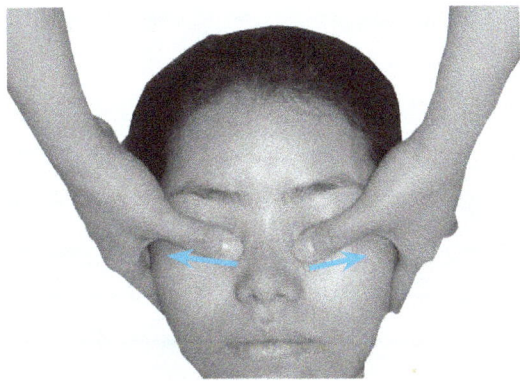

图 2-46　分推下眼眶 2

（3）按揉印堂（图 2-47）、攒竹（图 2-48）、鱼腰（图 2-49）、丝竹空（图 2-50）、四白（图 2-51）：患者仰卧位，术者坐于患者床前，用拇指按揉印堂，两侧攒竹、鱼腰、丝竹空和四白穴各 1 分钟，力度以患者能耐受为度。施术时用拇指指端着力于穴位处，按住以后以上肢带动拇指做轻柔缓和的环旋活动；注意动作要连续，保持均匀压力，持续而轻柔地旋转回环。施术时拇指要吸定于穴位处，不可偏移。

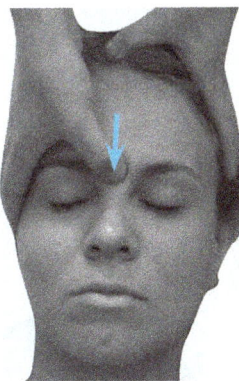

图 2-47　按揉印堂

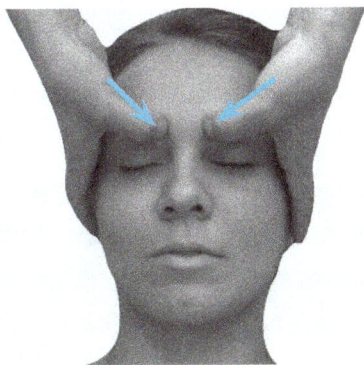

图 2-48　按揉攒竹

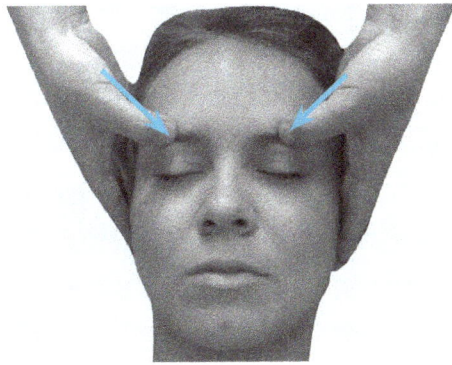

图 2-49　按揉鱼腰

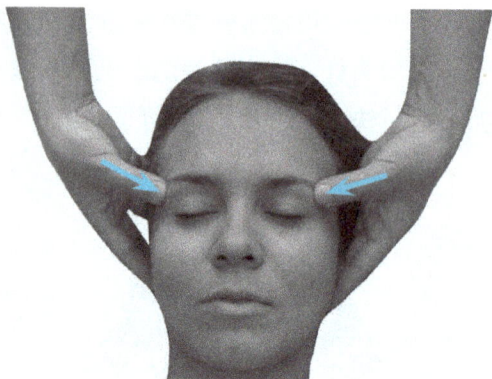

图 2-50　按揉丝竹空

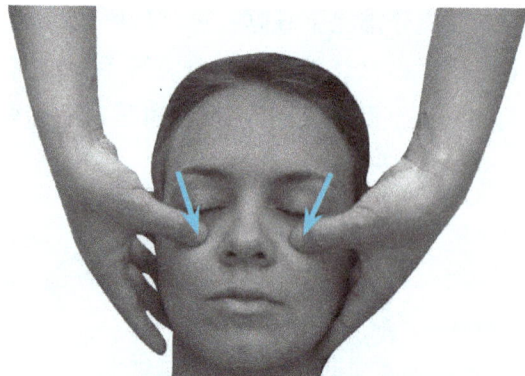

图 2-51　按揉四白

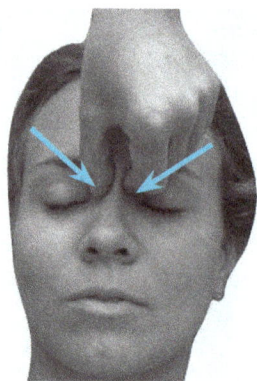

图 2-52　拿按睛明穴

（4）拿按睛明穴：患者仰卧位，术者坐于患者床前，将一手示、拇指端两指置于睛明穴上，同时由外向内相对用力均匀地拿按双侧睛明穴100下，力度以有酸胀感为度。施术时注意切忌使用指甲操作，以免患者产生不适。（图2-52）

（5）抹眼球法：术者以两手大拇指指腹着力，从患者两内眼角睛明穴开始，分别经瞳子髎穴抹至太阳穴。反复施术50～100次。手法要求轻快、柔软、深透、有力。（图2-53，图2-54，图2-55）

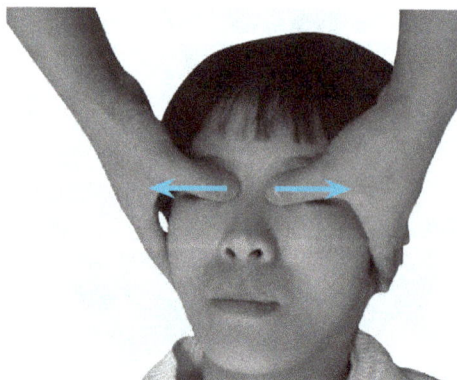

图 2-53　抹眼球法 1

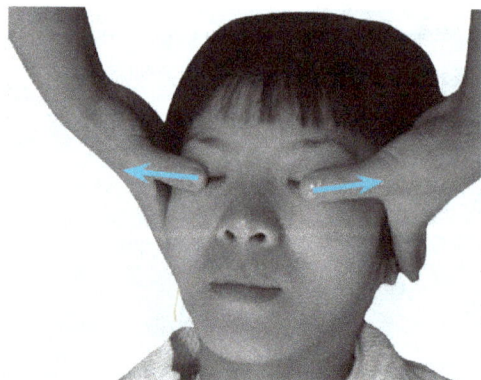

图 2-54　抹眼球法 2

图 2-55 抹眼球法 3

图 2-56 指摩眼周

(6) 指摩眼周：患者仰卧位，术者坐于其头前方，用三指摩法轻摩眼周肌肉 3 分钟，力度以患者觉舒适为宜。施术时将示指、中指、环指并拢置于患者眼周，作环形而有节律的抚摩，边摩边移动位置，至摩遍眼周一圈，反复操作。注意上肢及腕指要放松，动作宜轻柔，速度宜和缓。（图 2-56）

(7) 双运太阳：患者仰卧位，术者站或坐于其头前方，以双手运太阳穴 1 分钟，以得气为度。运法施术时，用双手拇指或示中指的指面，分别浮按于两侧太阳穴处，吸定以后作旋绕运动，反复操作，速度须轻缓不急。（图 2-57）

(8) 勾点风池法：患者仰卧闭目，术者坐于患者床前。术者以两手扶住患者头部，中指微曲并用力勾点颈后风池穴，或术者以一手按住患者前额部，另一手中指微曲并用力勾点颈后风池穴，两侧分别施术。施术时由轻到重，当患者有酸胀感并向前额放散时为止。（图 2-58）

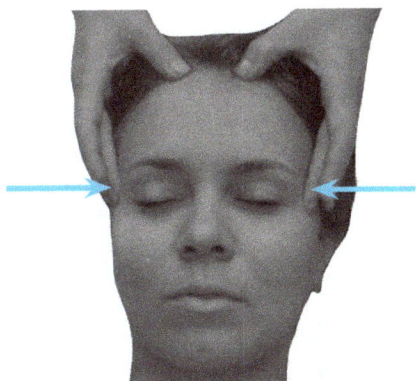

图 2-57 双运太阳

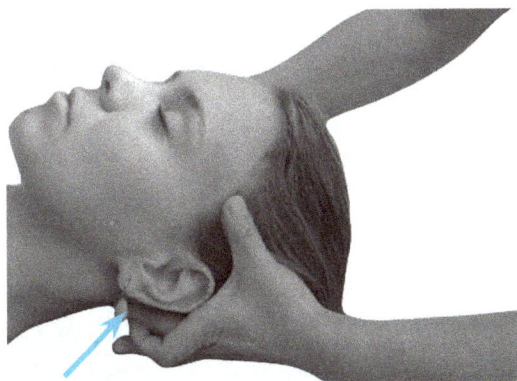

图 2-58 勾点风池法

(9) 掐合谷：患者正坐或仰卧位，术者站于其身侧，用拇指掐法在合谷穴操作，以得气为度，时间持续约半分钟。施术时以单手拇指端指甲缘，将力贯注于指端，重按而掐之，施用掐法时着力或持续，或一上一下掐点之。但需注意不可刺破皮肤。（图2-59）

(10) 点揉太冲、太溪（图2-60）、光明：患者仰卧位，术者站于其身侧，用拇指点揉法点揉太冲、太溪、光明穴各约1分钟。施术时用拇指指端着力于穴位处，用力持续按压人体的穴位，同时配合拇指带动深层组织的轻柔缓和的环旋活动。注意拇指指端要吸定于治疗部位，施加的压力要均匀，以上肢带动拇指点揉，揉动幅度要适中。

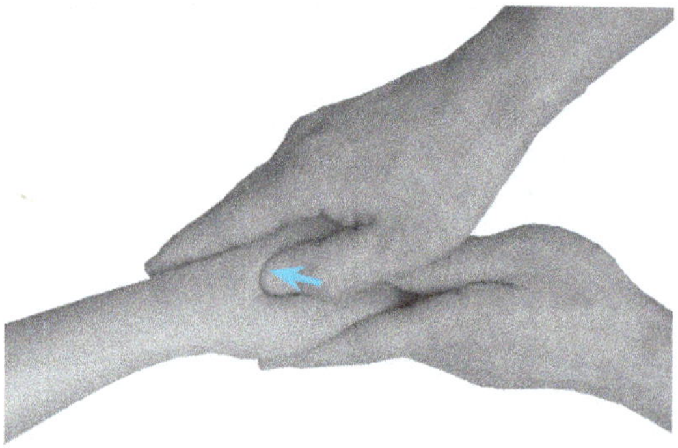

图2-59 掐合谷

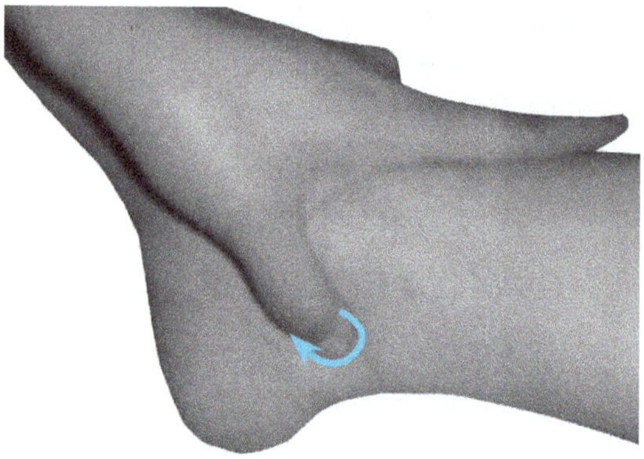

图2-60 点揉太溪

小贴士 TIPS

多吃富含B族维生素的食物，如蛋类、鱼类、奶类、胡萝卜、菠菜等；配合针灸治疗以提高疗效，如半年后无改善可考虑手术治疗。

青 光 眼

青光眼是眼科常见病和多发症，青光眼是指眼内压力或间断或持续升高的一种眼病。因而视功能障碍，并伴有视网膜形态学变化的疾病。因瞳孔多少带有青绿色，故有此名。

✕ 临床表现

(1) 视野变窄，视力减退。

(2) 头眼胀痛。

(3) 虹视：看灯光周围有彩虹样彩环。

(4) 雾视：似在烟雾中。

(5) 伴有头痛、恶心、甚至呕吐等。

按摩治疗小窍诀

(1) 揉眉弓法：术者以两手大拇指指腹着力，从患者两眉间印堂穴开始，沿眉弓上缘分别向外揉经攒竹、丝竹空和瞳子髎穴直至太阳穴。须反复施术3～5次。(图2–61，图2–62，图2–63)

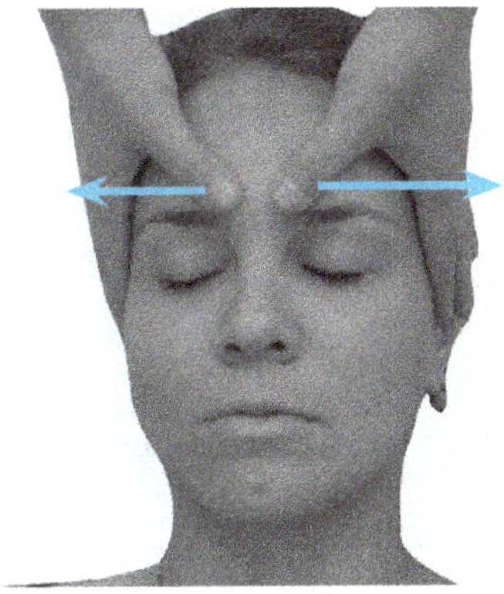

图 2–61 揉眉弓法 1

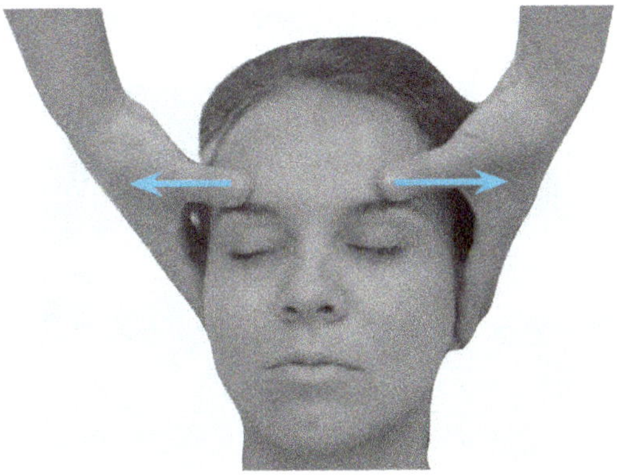

图 2–62 揉眉弓法 2

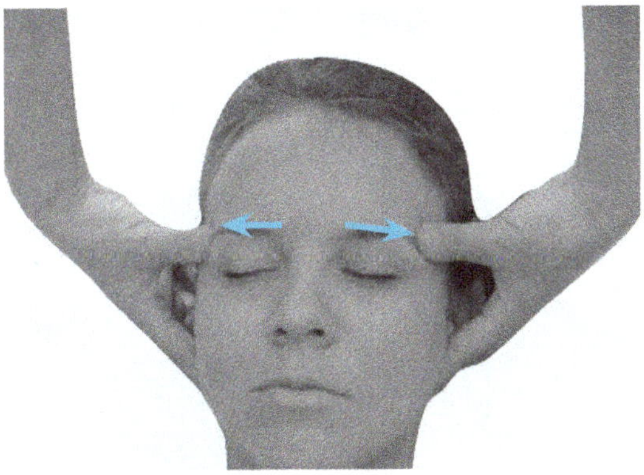

图 2–63 揉眉弓法 3

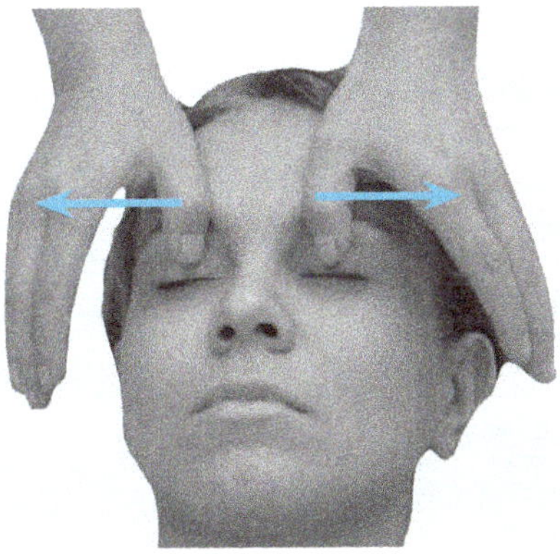

图 2–64 分推上眼眶

(2) 分推上眼眶：患者仰卧位，术者坐于其头前方，用拇指分推法分推上眼眶各15～20次。施术时分别将两手拇指指端置于患者眉头处，由中间分别沿上眼眶向两侧分推至两侧太阳穴处，注意推时速度要均匀，不宜过快，力度以患者觉舒适为宜。(图2–64)

（3）点揉攒竹（图 2-65）、鱼腰（图 2-66）、承泣、四白（图 2-67）、瞳子髎（图 2-68）穴各 1 分钟，力度以有酸胀感为度。施术时用拇指指端着力于穴位处，用力持续按压人体的穴位，同时配合拇指带动深层组织的轻柔缓和的环旋活动。注意拇指指端要吸定于治疗部位，施加的压力要均匀，以上肢带动拇指点揉，揉动幅度要适中。

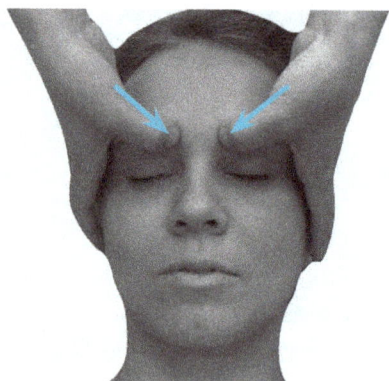

图 2-65　按揉攒竹

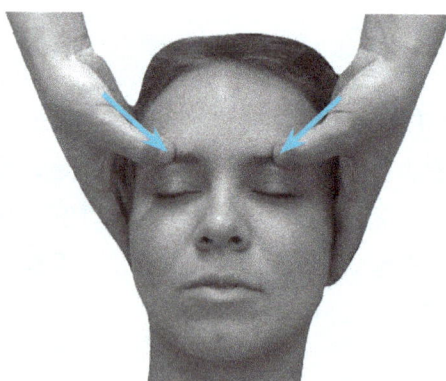

图 2-66　按揉鱼腰

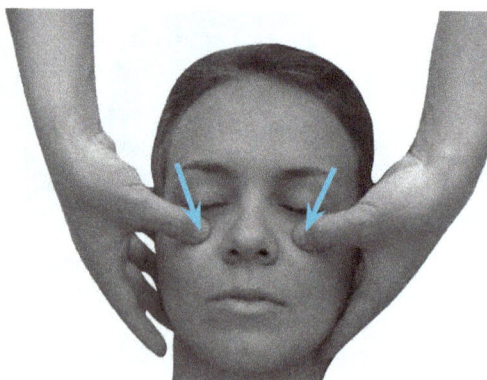

图 2-67　按揉四白

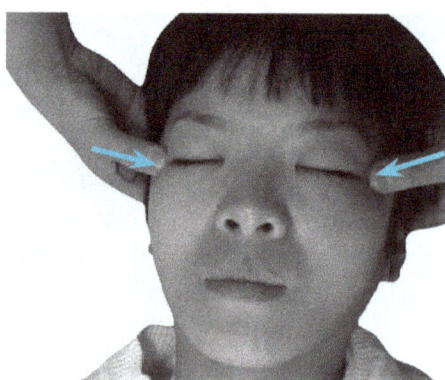

图 2-68　按揉瞳子髎

图 2-69　拿按睛明

（4）拿按睛明穴：患者仰卧位，术者坐于患者床前，将一手示、拇指端两指置于睛明穴上，同时由外向内相对用力均匀地拿按双侧睛明穴 100 下，力度以有酸胀感为度。施术时注意切忌使用指甲操作，以免患者产生不适。（图 2-69）

（5）双运太阳：患者仰卧位，术者站或坐于患者床前，以双手运太阳穴 1 分钟，以得气为度。运法施术时，用双手拇指或示、中指的指面，分别浮按于两侧太阳穴处，吸定以后作旋绕运动，反复操作，速度须轻缓不急。（图 2-70）

（6）指摩眼周：患者仰卧位，术者坐于患者床前，用三指摩法轻摩眼周肌肉 3 分钟，力度以患者觉舒适为宜。施术时将示指、中指、环指并拢置于患者眼周，作环形而有节律的抚摩，边摩边移动位置，至摩遍眼周一圈，反复操作。注意上肢及腕指要放松，动作宜轻柔，速度宜和缓。（图 2-71）

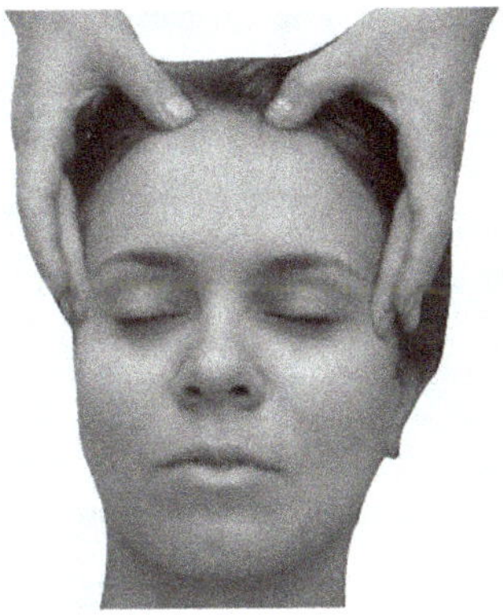

图 2-70　双运太阳

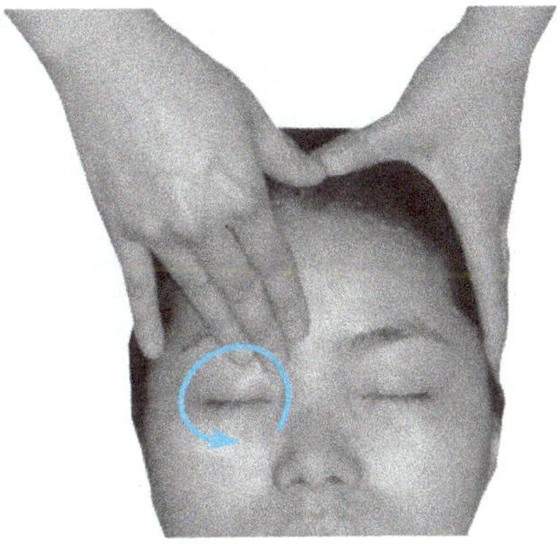

图 2-71　指摩眼周

（7）摩掌熨目：患者仰卧位，术者站或坐于其头前方，行摩掌熨目 5 ~ 8 遍。施术时术者先将两掌相互摩擦，搓热以后再将两手掌心放置在患者两眼之上，使眼部有温热舒适之感。注意两手一定要搓热，且要以掌心置于两眼之上，虽然用力轻，但应使热能达整个眼部。（图 2-72）

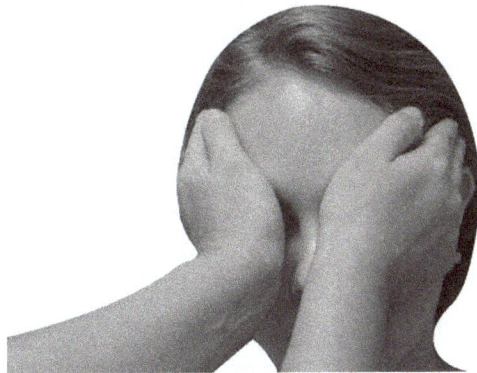

（8）勾点风池法：患者仰卧闭目，术者坐于患者床前。术者以两手扶住患者头部，中指微曲并用力勾点颈后风池穴，或术者以一手按住患者前额部，另一手中指微曲并用力勾点颈后风池穴，两侧分别施术。施术时由轻到重，当患者有酸胀感并向前额放散时为止。（图 2-73）

图 2-72　摩掌熨目

（9）捏拿颈项肌：患者正坐位，术者站在患者的侧后方，一手扶住患者的头部，另一手在颈项部压痛点和痛性结节做广泛且深透的拿法，约 3 分钟。拿时拇指与其余四指对合呈钳形，施以夹力，以掌指关节的屈伸运动所产生的力，自上而下捏拿治疗部位，

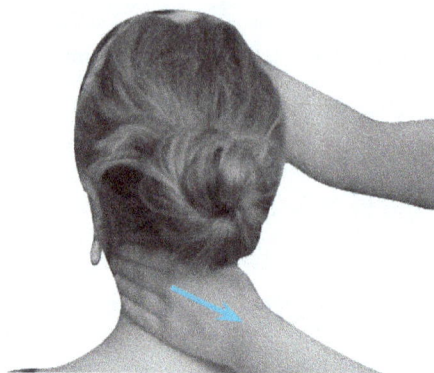

图 2-73　勾点风池

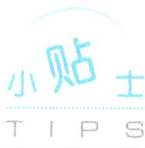

图 2-74　捏拿颈项肌

注意前臂放松，手掌空虚，捏拿的方向要与肌腹垂直，动作要连贯，用力由轻到重，指间关节不动。重点放松颈部两侧肌肉，此时患者局部应有酸胀感。（图 2-74）

小贴士
TIPS

保持心情舒畅；注意休息，起居规律，要控制饮水；忌食辛辣刺激食物；忌在黑暗处久留，以避免眼压升高。

白　内　障

凡是各种原因如老化、遗传、局部营养障碍、免疫与代谢异常、外伤、中毒、辐射和局部营养不良等，都能引起晶状体代谢紊乱，导致晶状体蛋白质变性或引起晶状体囊膜损伤，使其渗透性增加，丧失屏障作用，而形成混浊，称为白内障。

中医古籍中无白内障之名。今之所谓白内障一病，包括在内障眼病这一大类之中，如圆翳内障、如银内障证等。

临床表现

（1）视物模糊，但两眼发病可有先后，视力进行性减退，有时在光亮的背景下可以看到固定的黑点。

（2）可有多视，单眼复视，怕光。

✿ 按摩治疗小窍诀

（1）揉眉弓法：术者以两手大拇指指腹着力，从患者两眉间印堂穴开始，沿眉弓上缘分别向外揉经攒竹、丝竹空和瞳子髎穴直至太阳穴。须反复施术3～5次。（图2-75，图2-76，图2-77）

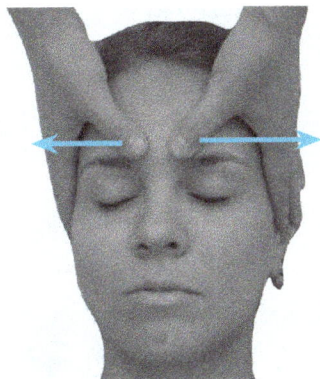

图2-75 揉眉弓1

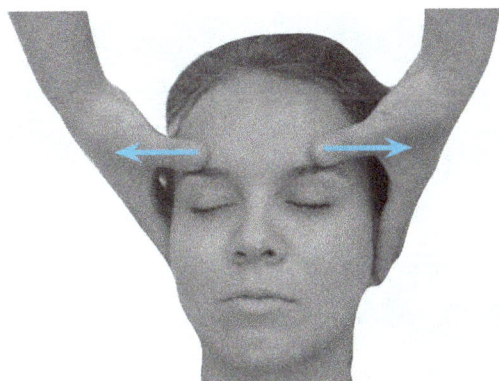

图2-76 揉眉弓2

图2-77 揉眉弓3

（2）分推上下眼眶：患者仰卧位，术者坐于患者床前，用拇指分推法分推上下眼眶各15～20次。施术时分别将两手拇指指端置于患者眉头处，由中间分别沿上下眼眶向两侧分推至两侧太阳穴处，注意推时速度要均匀，不宜过快，力度以患者觉舒适为宜。（图2-78，图2-79）

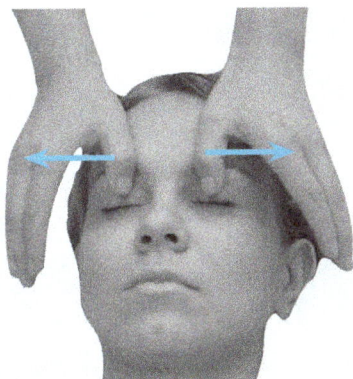

图2-78 分推上眼眶1

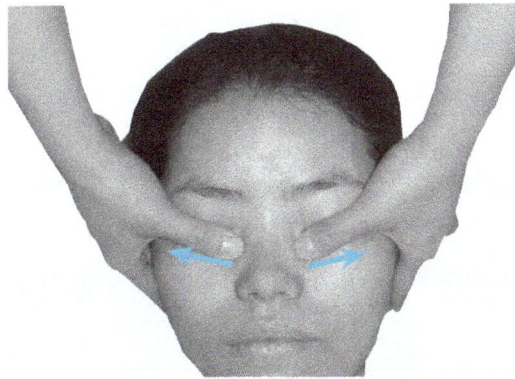

图2-79 分推下眼眶2

（3）点揉攒竹（图2-80）、四白（图2-81）、瞳子髎（图2-82）：患者仰卧位，术者坐于患者床前，以拇指端点揉两侧攒竹、四白、瞳子髎穴各1分钟，力度以有酸胀感为度。施术时用拇指指端着力于穴位处，用力持续按压人体的穴位，同时配合拇指带动深层组织的轻柔缓和的环旋活动。注意拇指指端要吸定于治疗部位，施加的压力要均匀，以上肢带动拇指点揉，揉动幅度要适中。

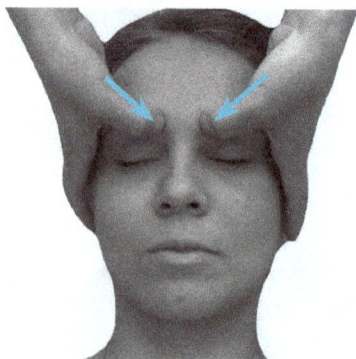

图2-80　点揉攒竹

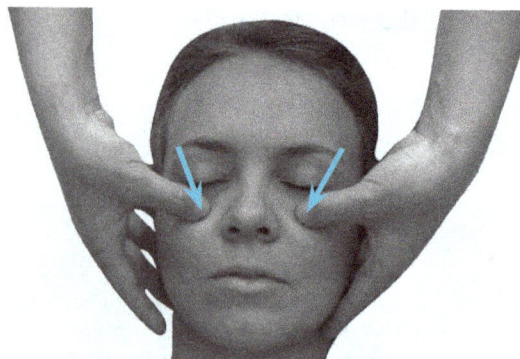

图2-81　点揉四白

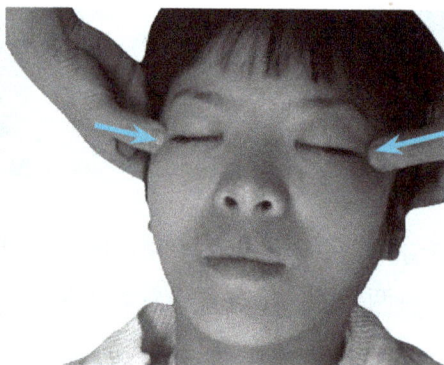

图2-82　点揉瞳子髎

图2-83　拿按睛明

（4）拿按睛明穴：患者仰卧位，术者坐于患者床前，将一手示、拇指端两指置于睛明穴上，同时由外向内相对用力均匀地拿按双侧睛明穴100下，力度以有酸胀感为度。施术时注意切忌使用指甲操作，以免患者产生不适。（图2-83）

（5）双运太阳：患者仰卧位，术者站或坐于患者床前，以双手运太阳穴 1 分钟，以得气为度。运法施术时，用双手拇指或示、中指的指面，分别浮按于两侧太阳穴处，吸定以后作旋绕运动，反复操作，速度须轻缓不急。（图 2-84）

（6）指摩眼周：患者仰卧位，术者坐于患者床前，用三指摩法轻摩眼周肌肉 3 分钟，力度以患者觉舒适为宜。施术时将示指、中指、环指并拢置于患者眼周，作环形而有节律的抚摩，边摩边移动位置，至摩遍眼周一圈，反复操作。注意上肢及腕指要放松，动作宜轻柔，速度宜和缓。（图 2-85）

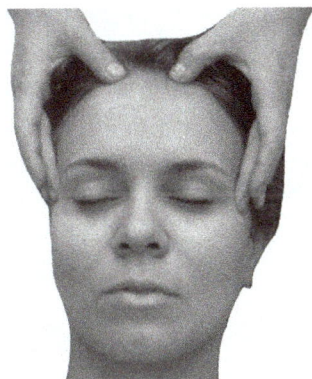

图 2-84　双运太阳

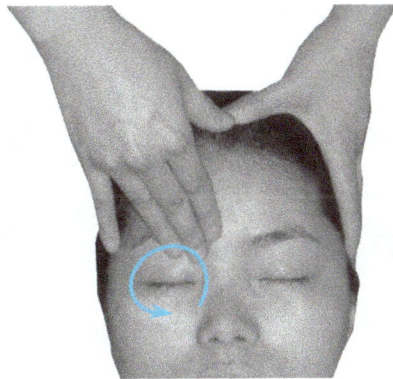

图 2-85　指摩眼周

（7）摩掌熨目：患者仰卧位，术者站或坐于患者床前，行摩掌熨目 5 ～ 8 遍。施术时术者先将两掌相互摩擦，搓热以后再将两手掌心放置在患者两眼之上，使眼部有温热舒适之感。注意两手一定要搓热，且要以掌心置于两眼之上，虽然用力轻，但应使热能达整个眼部。（图 2-86）

（8）点揉足三里（图 2-87）、光明、三阴交（图 2-88）、太溪（图 2-89）：患者仰卧位，术者站于其身侧，用拇指点揉

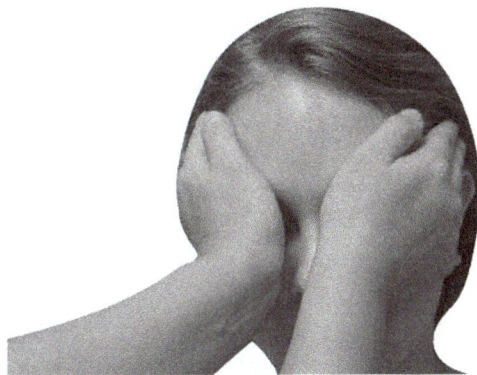

图 2-86　摩掌熨目

法点揉足三里、光明、三阴交、太溪穴各约 1 分钟。施术时用拇指指端着力于穴位处，用力持续按压人体的穴位，同时配合拇指带动深层组织的轻柔缓和的环旋活动。注意拇指指端要吸定于治疗部位，施加的压力要均匀，以上肢带动拇指点揉，揉动幅度要适中。

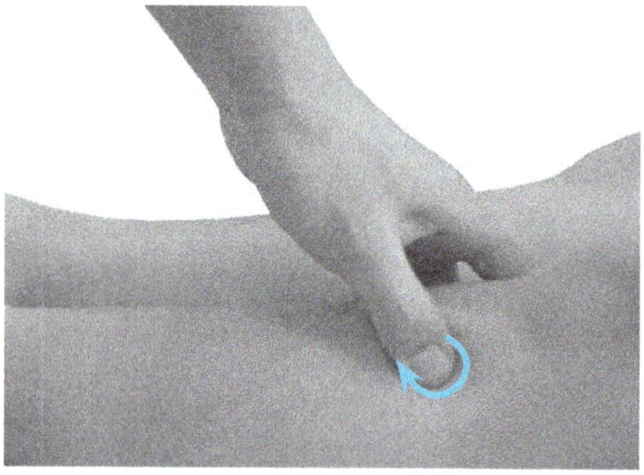

图 2–87　点揉足三里

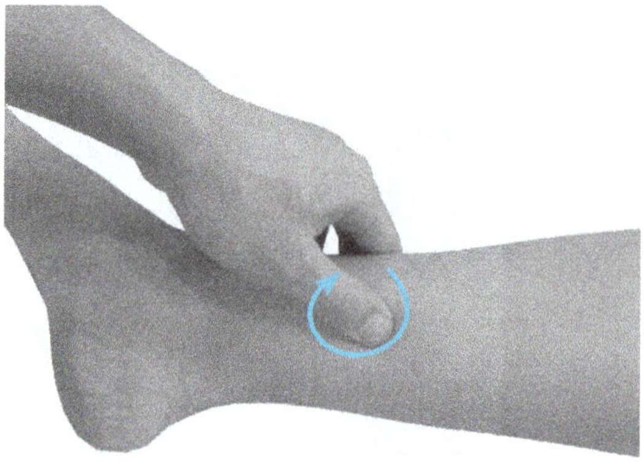

图 2–88　点揉三阴交

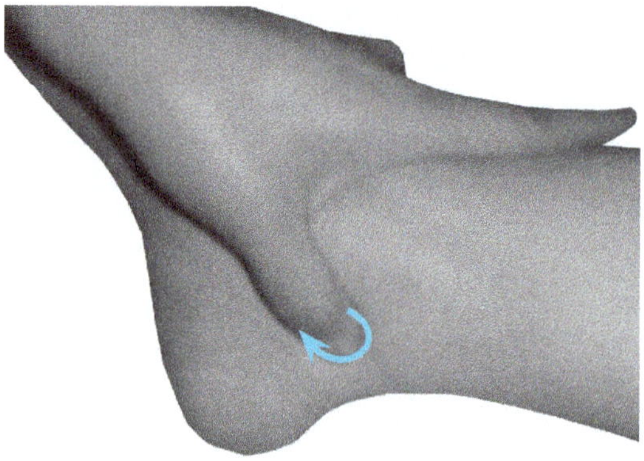

图 2–89　点揉太溪

小贴士 TIPS

注意休息，起居规律，保持心情舒畅；多吃深绿色蔬菜，避免食用油炸食品以及人造脂肪、人造黄油、动物脂肪等脂肪含量高的食物

眼 睑 下 垂

眼睑下垂是由上睑提肌功能不全或丧失，以至上睑不能提起或提起不全，致使下垂的上睑挡住部分或全部瞳孔，从而发生视力障碍的一种病症。

中医学称“上胞下垂”、“睑皮垂缓”、“胞垂”、“睑废”等。

临床表现

(1) 上睑下垂，上眼睑部分或完全不能抬起，致上眼睑下缘遮盖角膜上缘过多，无力睁开，半掩或全部掩盖瞳孔。从而使病眼的眼裂显得较正常眼裂小。

(2) 久则耸眉，皱额，仰头形成一种特殊昂视姿态。

按摩治疗小窍诀

(1) 轻抹前额：患者仰卧位，术者坐于其头前方，用双手拇指指端着力，反复交替自印堂向神庭抹动，并边抹边向两侧移动位置，都是自眉部抹向发际边，至全额抹遍，反复 3 ~ 5 遍，至其额部红润为止。注意施术时动作轻快柔和，作用至皮肤及皮下。（图 2–90，图 2–91，图 2–92）

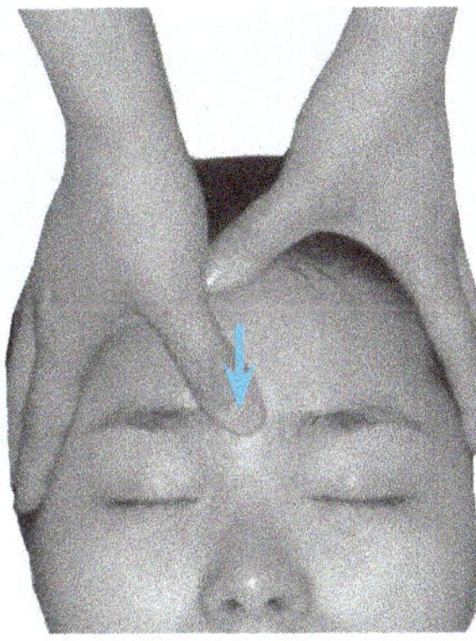

图 2–90　轻抹前额 1

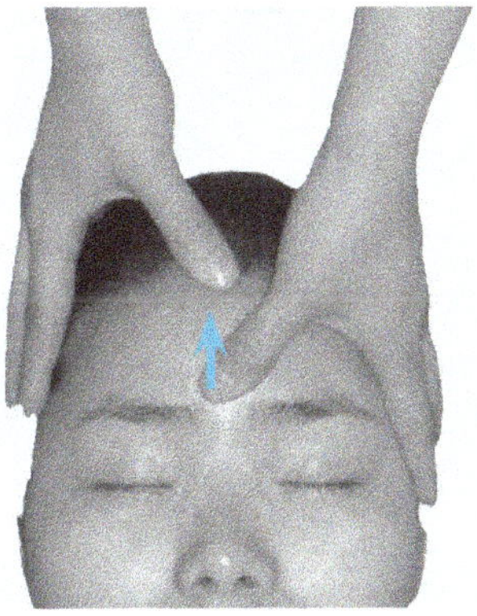

图 2–91　轻抹前额 2

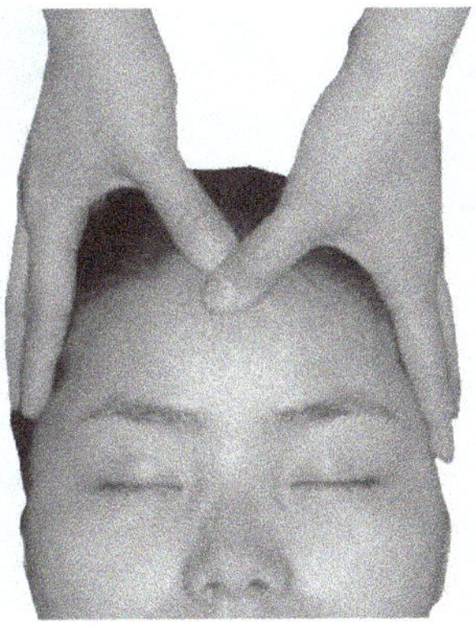

图 2–92　轻抹前额 3

(2) 分推上下眼眶：患者仰卧位，术者坐于其头前方，用拇指分推法分推上下眼眶各 15 ~ 20 次。施术时分别将两手拇指指端置于患者眉头处，由中间分别沿上下眼眶向两侧分推至两侧太阳穴处，注意推时速度要均匀，不宜过快，力度以患者觉舒适为宜。（图 2–93，图 2–94）

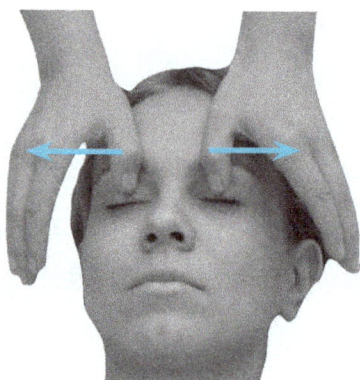

图 2-93 分推上眼眶 1

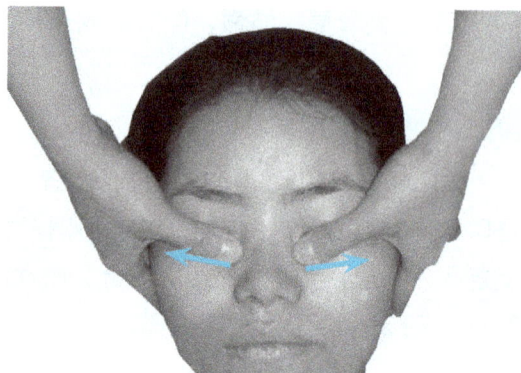

图 2-94 分推下眼眶 2

（3）按揉攒竹（图 2-95）、鱼腰（图 2-96）、丝竹空（图 2-97）、四白（图 2-98）、阳白（图 2-99）：患者仰卧位，术者坐于其头前方，用拇指按揉两侧攒竹、鱼腰、丝竹空四白和阳白穴各 1 分钟，力度以患者能耐受为度。施术时用拇指指端着力于穴位处，按住以后以上肢带动拇指做轻柔缓和的环旋活动；注意动作要连续，保持均匀压力，持续而轻柔地旋转回环。施术时拇指要吸定于穴位处，不可偏移。

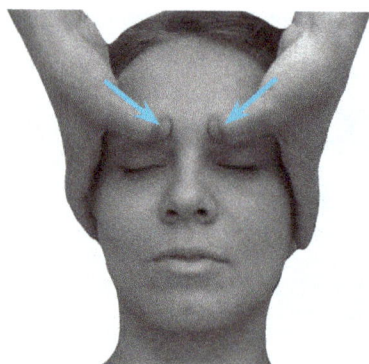

图 2-95 按揉攒竹

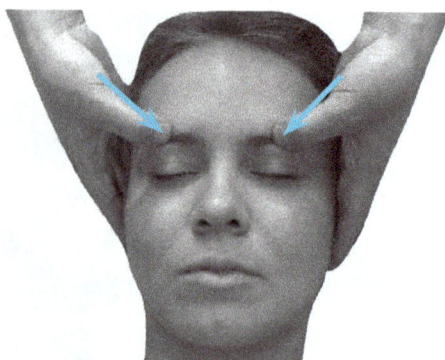

图 2-96 按揉鱼腰

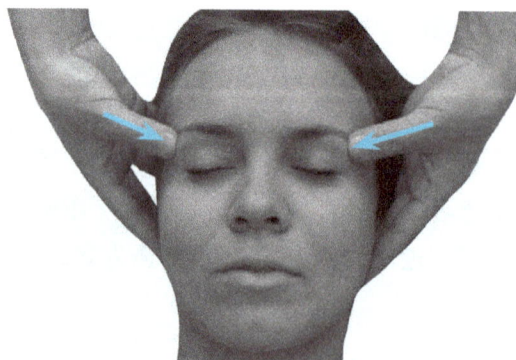

图 2-97 按揉丝竹空

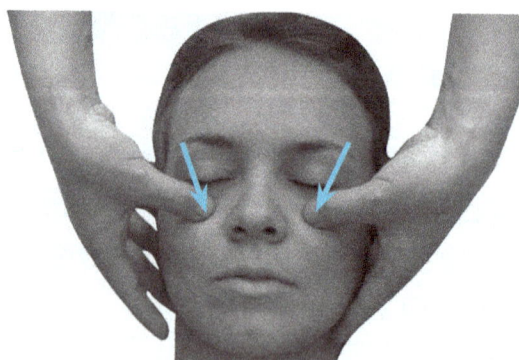

图 2-98 按揉四白

（4）指摩眼周：患者仰卧位，术者坐于其头前方，用三指摩法轻摩眼周肌肉 3 分钟，力度以患者觉舒适为宜。施术时将示指、中指、环指并拢置于患者眼周，作环形而有节律的抚摩，边摩边移动位置，至摩遍眼周一圈，反复操作。注意上肢及腕指要放松，动作宜轻柔，速度宜和缓。（图 2-100）

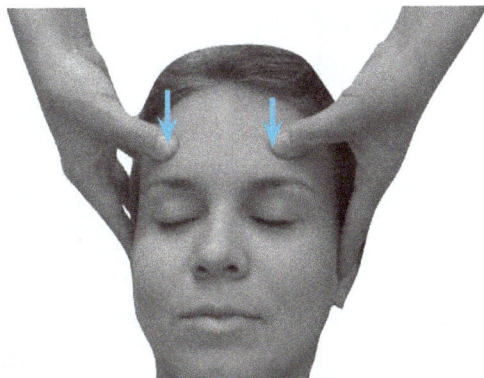
图 2-99　按揉阳白

（5）捏提上睑：患者仰卧位，术者坐于其头前方，用拇指和示指相对夹持两侧上睑，轻柔地用力上提。注意力量的把握，切勿伤到患者眼球。

（6）摩腹：患者仰卧位，术者站于其身侧，用掌摩法顺时针摩腹 5 分钟，力度需作用到胃肠。施术时术者手掌面附着于患者腹部，作环形而有节奏的抚摩，称摩腹，按如下反复顺序进行：右上腹→右下腹→左下腹→左上腹→右上腹。注意上肢及腕掌要放松，轻放于治疗部位上，要以前臂带动腕及着力部位作环旋揉动，动作要和缓协调，用力宜轻不宜重，速度宜缓不宜急。（图 2-101）

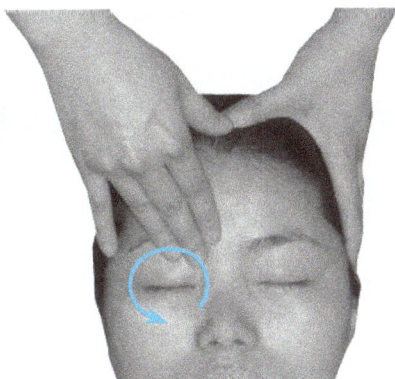
图 2-100　指摩眼周

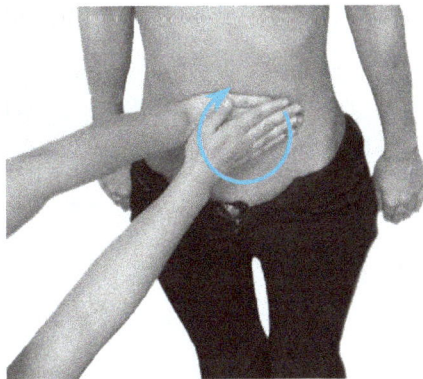
图 2-101　摩腹

（7）点揉足三里（图 2-102）、三阴交（图 2-103）：患者仰卧位，术者站于其身侧，用拇指点揉法点揉足三里、三阴交穴各约 1 分钟。施术时用拇指指端着力于穴位处，用力持续按压人体的穴位，同时配合拇指带动深层组织的轻柔缓和的环旋活动。注意拇指指端要吸定于治疗部位，施加的压力要均匀，以上肢带动拇指点揉，揉动幅度要适中。

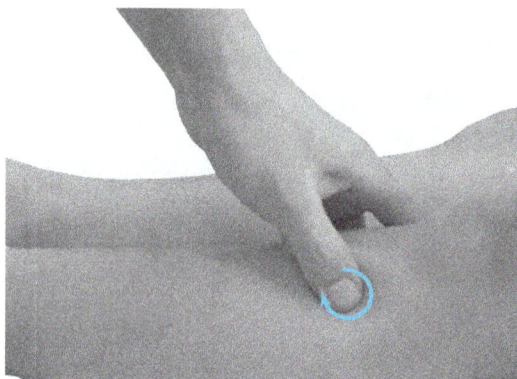

图 2-102　点揉足三里

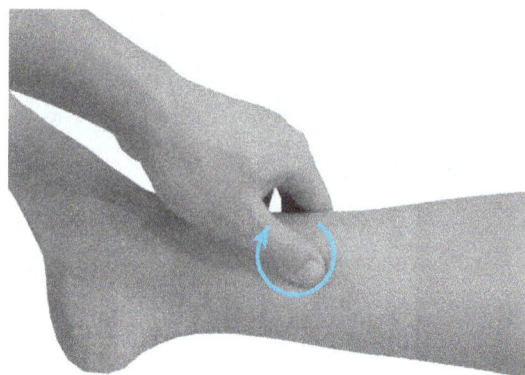

图 2-103　点揉三阴交

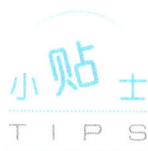

小贴士 TIPS

保持乐观情绪，避免眼及面部受寒冷刺激。先天性的经治疗无效考虑手术矫正。

眼 肌 痉 挛

眼肌痉挛医学上称为眼睑痉挛，指眼周围的肌肉发生不自主地抽搐，以不自主眨眼、闭眼为特征的神经系统的一种功能性疾病。

✖ 临床表现

(1) 轻者上、下眼睑轻微的间歇跳动。

(2) 后发展为不自主眼睑闭合，痉挛可持续数秒或数分。

✖ 按摩治疗小窍诀

(1) 揉眉弓法：术者以两手大拇指指腹着力，从患者两眉间印堂穴开始，沿眉弓上缘分别向外揉经攒竹、丝竹空和瞳子髎穴直至太阳穴。须反复施术 3～5 次。（图 2-104，图 2-105）

(2) 分推上下眼眶：患者仰卧位，术者坐于患者床前，用拇指分推法分推上下眼眶各 15～20 次。施术时分别将两手拇指指端置于患者眉头处，由中间分别沿上下眼眶向

两侧分推至两侧太阳穴处,注意推时速度要均匀,不宜过快,力度以患者觉舒适为宜。(图
2-106,图 2-107)

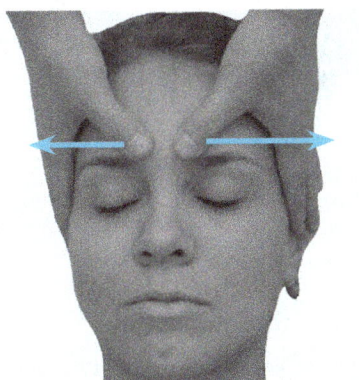

图 2-104 揉眉弓 1

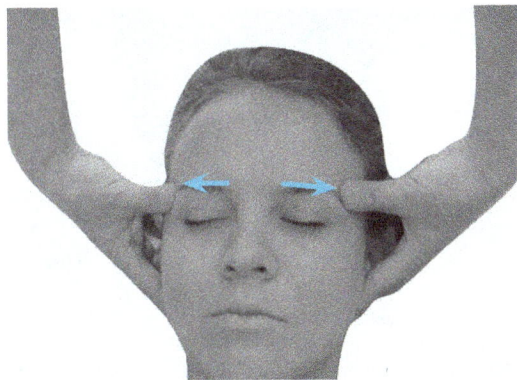

图 2-105 揉眉弓 2

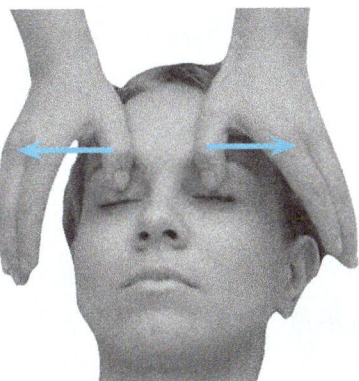

图 2-106 分推上眼眶 1

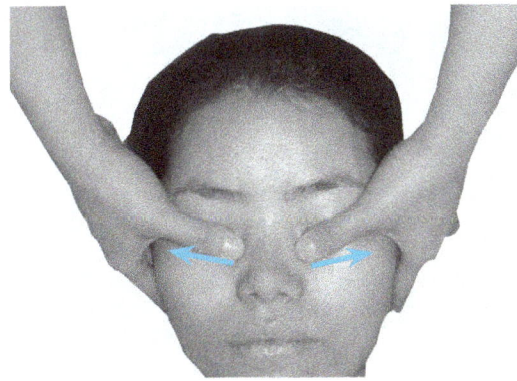

图 2-107 分推下眼眶 2

（3）按揉攒竹（图 2-108）、鱼腰（图
2-109）、丝竹空（图 2-110）、四白（图
2-111）：患者仰卧位,术者坐于患者床
前,用拇指按揉两侧攒竹、鱼腰、丝竹空
和四白穴各 1 分钟,力度以患者能耐受为
度。施术时用拇指指端着力于穴位处,按
住以后以上肢带动拇指做轻柔缓和的环旋
活动;注意动作要连续,保持均匀压力,
持续而轻柔地旋转回环。施术时拇指要吸
定于穴位处,不可偏移。

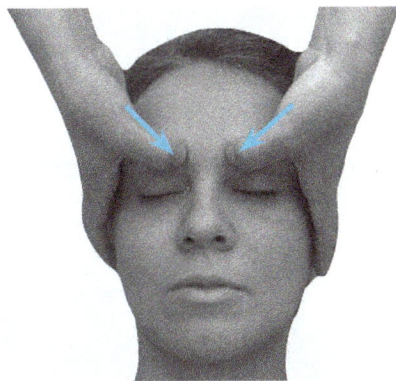

图 2-108 按揉攒竹

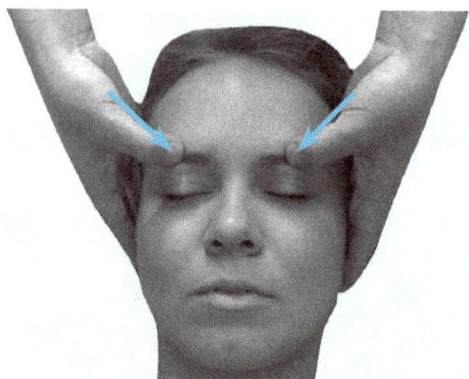

图 2-109　按揉鱼腰

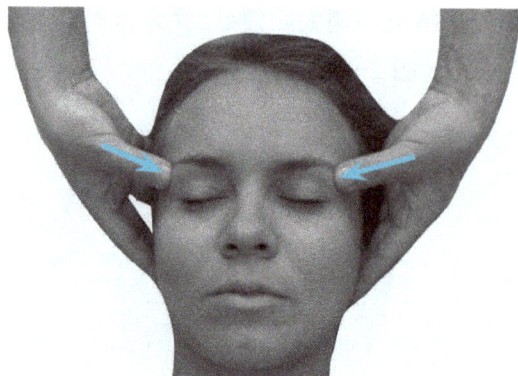

图 2-110　按揉丝竹空

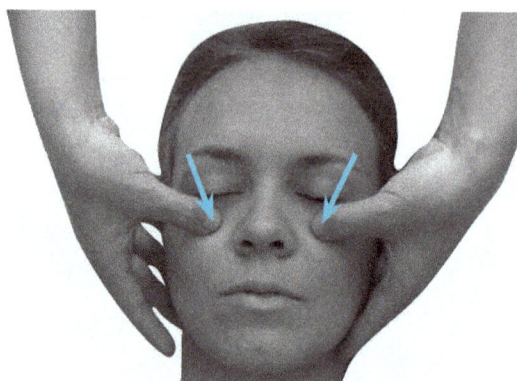

图 2-111　按揉四白

（4）双运太阳：患者仰卧位，术者坐于患者床前，以双手运太阳穴 1 分钟，以得气为度。运法施术时，用双手拇指或示、中指的指面，分别浮按于两侧太阳穴处，吸定以后作旋绕运动，反复操作，速度须轻缓不急。（图 2-112）

（5）指摩眼周：患者仰卧位，术者坐于患者床前，用三指摩法轻摩眼周肌肉 3 分钟，力度以患者觉舒适为宜。施术时将示指、中指、环指并拢置于患者眼周，作环形而有节律的抚摩，边摩边移动位置，至摩遍眼周一圈，反复操作。注意上肢及腕指要放松，动作宜轻柔，速度宜和缓。（图 2-113）

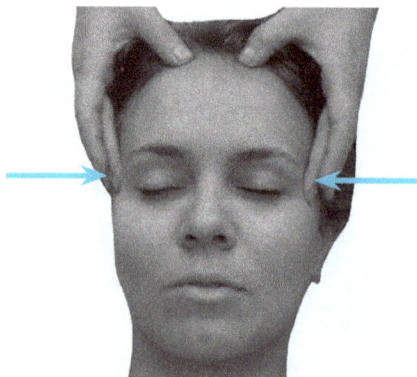

图 2-112　双运太阳

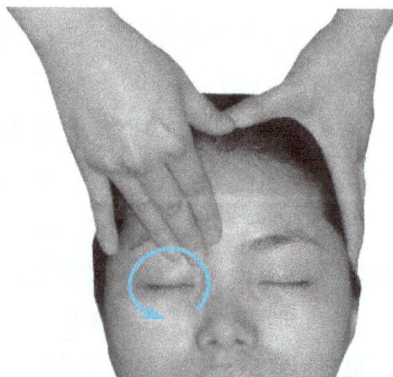

图 2-113　指摩眼周

(6) 抹眼球法：术者以两手大拇指指腹着力，从患者两内眼角睛明穴开始，分别经瞳子髎穴抹至太阳穴。反复施术 50～100 次。手法要求轻快、柔软、深透、有力。（图2-114，图2-115，图2-116）

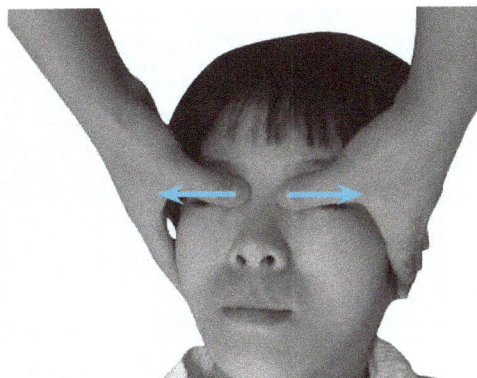

◄◆ 图 2-114　抹眼球法 1 ◆►

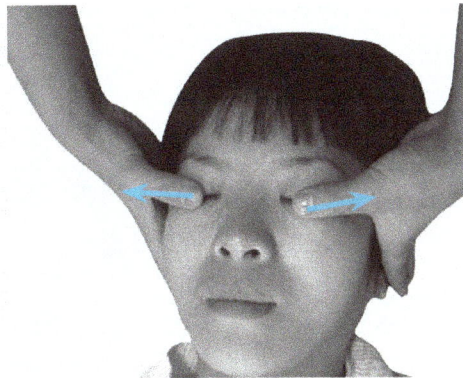

◄◆ 图 2-115　抹眼球法 2 ◆►

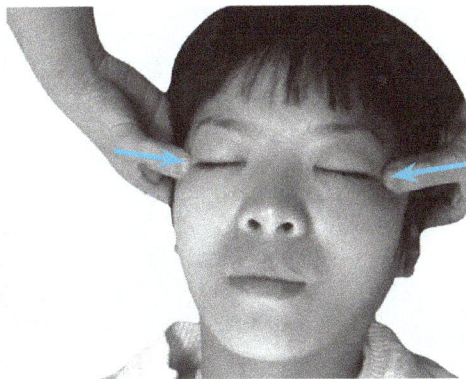

◄◆ 图 2-116　抹眼球法 3 ◆►

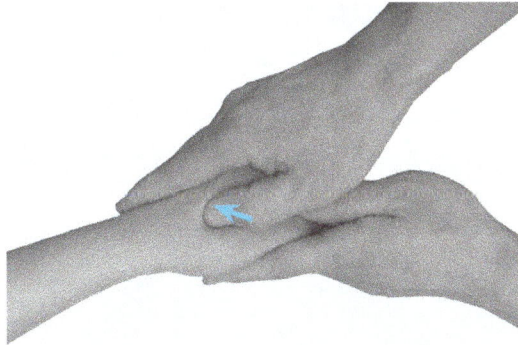

◄◆ 图 2-117　掐合谷 ◆►

(7) 捏提上睑：患者仰卧位，术者坐于患者床前，用拇指和示指相对夹持两侧上睑，轻柔的用力上提。注意力量的把握，切勿伤到患者眼球。

(8) 掐合谷：患者正坐或仰卧位，术者站于其身侧，用拇指掐法在合谷穴操作，以得气为度，时间持续约半分钟。施术时以单手拇指端指甲缘，将力贯注于指端，重按而掐之，施用掐法时着力或持续，或一上一下掐点之。但需注意不可刺破皮肤。（图2-117）

(9) 点揉太冲、足三里（图2-118）、三阴交（图2-119）：患者仰卧位，术者站于其身侧，用拇指点揉法点揉太冲、足三里、三阴交穴各约1分钟。施术时用拇指指端着力于穴位处，用力持续按压人体的穴位，同时配合拇指带动深层组织的轻柔缓和的环旋活动。注意拇指指端要吸定于治疗部位，施加的压力要均匀，以上肢带动拇指点揉，揉动幅度要适中。

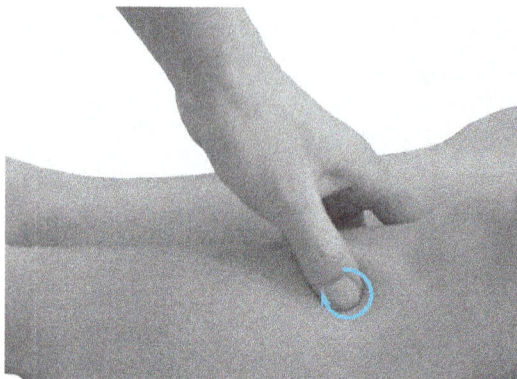

图 2-118　点揉足三里

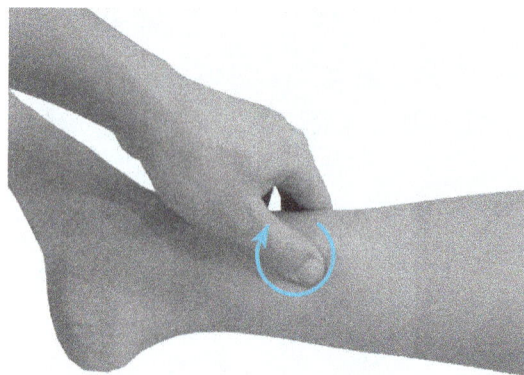

图 2-119　点揉三阴交

（10）捏脊：患者俯卧位，术者站于其身侧，反复捏脊 4 ～ 7 遍，力度以患者能耐受为度。施术时两手略尺偏，两手示指中节桡侧横抵于皮肤，拇指置于示指前方的皮肤处，于骶尾部长强处用两手指共同捏拿肌肤，循脊椎或脊椎旁两侧徐徐捻动上移，边捏边拿，边提边放，连续灵活，直至颈部大椎穴处。（图 2-120）

（11）掌推膀胱经：患者俯卧位，术者站立于患者头前方，用双手手掌着力于后背部，由前向后沿膀胱经推数遍。推动时注意压力适中，轻而不浮，重而不滞，进行单方向的直线推动，应手指在前，掌根在后，方向要正确。（图 2-121）

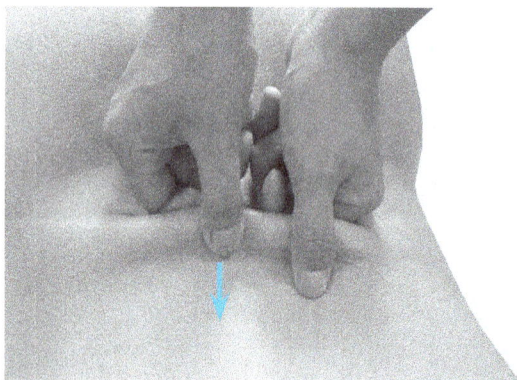

图 2-120　捏脊

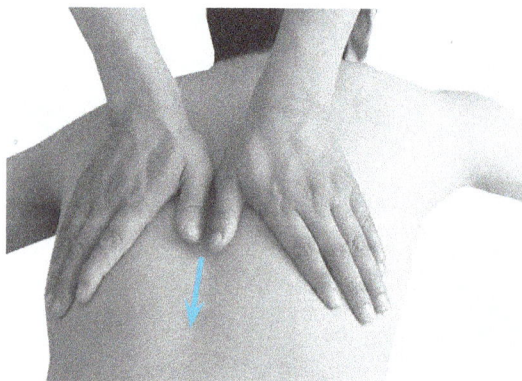

图 2-121　掌推膀胱经

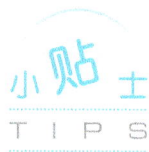

小贴士 TIPS

保持乐观情绪，注意休息。可配合针灸治疗以提高疗效。

第三章

耳鼻喉疾病

慢 性 咽 炎

慢性咽炎主要表现为咽部有各种不适感觉,如异物感、发痒、灼热、干燥、微痛、干咳、痰多不易咳净、讲话易疲劳,或于刷牙漱口、讲话多时易恶心作呕。是咽部黏膜及黏膜下组织、淋巴组织的弥漫性慢性炎症,主要分为慢性单纯性咽炎、慢性肥厚性咽炎、萎缩性或干燥性咽炎。属于中医学"慢喉痹"的范畴。

临床表现

(1) 自我感觉咽部不适,有异物感,总感到咽部有咽不下又吐不出的东西,刺激咳嗽、干燥、发胀、堵塞、瘙痒等,但很少有咽痛。清晨常吐出黏稠痰块易引起恶心。鼻咽干燥不适,有黏稠样分泌物不易咳出,故患者咳嗽频繁常伴有恶心。

(2) 鼻咽部检查见咽部黏膜慢性充血呈暗红色,咽后壁可见淋巴滤泡,增生肥厚,覆以分泌物或干痂为主要临床表现。

(3) 严重者有声嘶、咽痛、头痛、头晕、乏力、消化不良、低热等全身或局部症状。

按摩治疗小窍诀

(1) 局部操作:患者仰卧,术者坐于床前或一侧,一手扶着患者的头部,另一手用拇指和示指相对夹持咽喉部皮肤,进行有节律、轻柔和缓的提捏。操作约 3 ~ 5 分钟。

(2) 四肢部操作:患者仰卧,术者立于一侧,分别取曲池(图 3-1)、合谷(图 3-2)、少商、鱼际、少泽、内庭、太溪(图 3-3)等穴位进行按揉,以患者耐受为度,每穴治疗 1 ~ 2 分钟,压力由轻至重。

(3) 背部操作:患者俯卧位,术者立于一侧,用点、按、揉法施于大椎(图 3-4)、风门,使被治疗者有疼痛难忍的感觉。然后一手固定头部,另一手用拇指和其余四指相对拿揉风池到大椎间的皮肤(图 3-5),以患者耐受为度,操作 10 次左右。

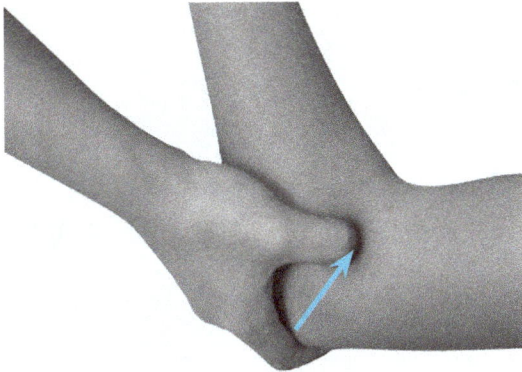

图 3-1 按揉曲池

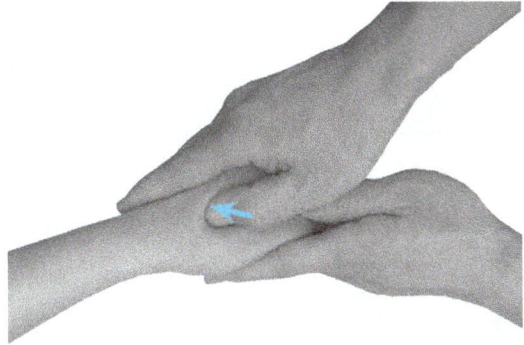

图 3-2 按揉合谷

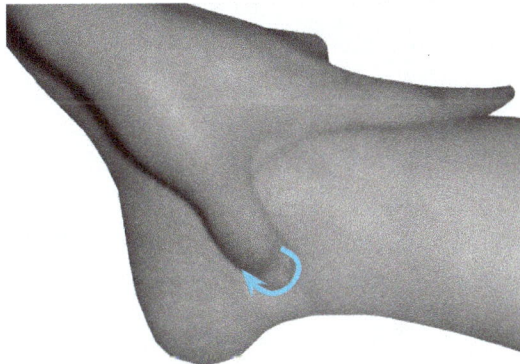

图 3-3 按揉太溪

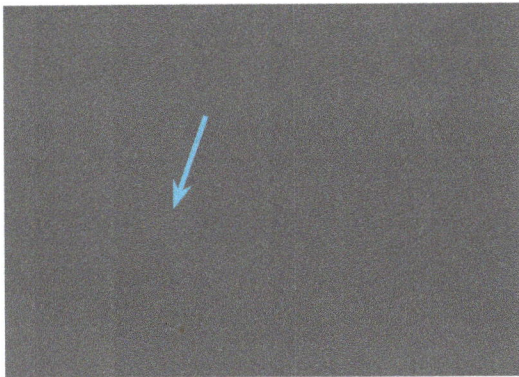

图 3-4 点按揉大椎

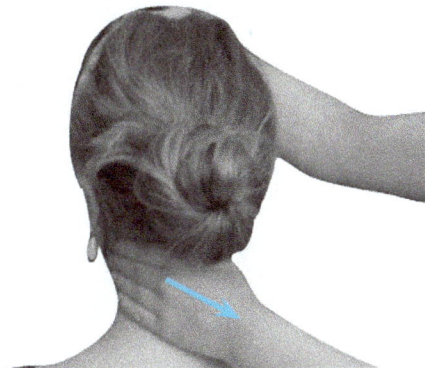

图 3-5 拿揉颈项

小贴士 TIPS

忌辛辣之品及烟酒刺激；注意口腔卫生；加强身体锻炼，增强体质，预防呼吸道感染；合理安排生活，保持心情舒畅，避免烦恼郁闷等。

慢性喉炎

慢性喉炎以声音嘶哑为主症，是喉部黏膜的一般性细菌引起的慢性炎症，主要分为慢性单纯性喉炎、慢性肥厚性喉炎、萎缩性或干燥性喉炎。属于中医学“慢喉喑”的范畴。

临床表现

声音嘶哑，初起呈间歇性，后逐渐变成持续性，讲话多则加剧，喉部伴有不适感并有少许黏性分泌物附着。检查可见喉部黏膜呈弥漫性充血，声带呈粉红色，喉黏膜增生肥厚，或干燥、萎缩、变薄，有分泌物附着。间接喉镜和纤维喉镜检查可发现喉部病变情况。

按摩治疗小窍诀

(1) 局部操作：患者仰卧，术者坐于床前或一侧，一手扶着患者的头部，另一手用拇指和示指相对夹持咽喉部皮肤，进行有节律、轻柔和缓的提捏。操作约 3 ～ 5 分钟。

(2) 四肢部操作：患者仰卧，术者立于一侧，分别取天突（图 3–6）、列缺、少商、鱼际、少泽、照海、太溪等穴位进行按揉，以患者耐受为度，每穴治疗 1 ～ 2 分钟，压力由轻至重。

(3) 背部操作：患者俯卧位，术者立于一侧，用点、按、揉法施于大椎（图 3–7）、风门，使被治疗者有疼痛难忍的感觉。然后一手固定头部，另一手用拇指和其余四指相对拿揉风池到大椎间的皮肤（图 3–8），以患者耐受为度，操作 10 次左右。

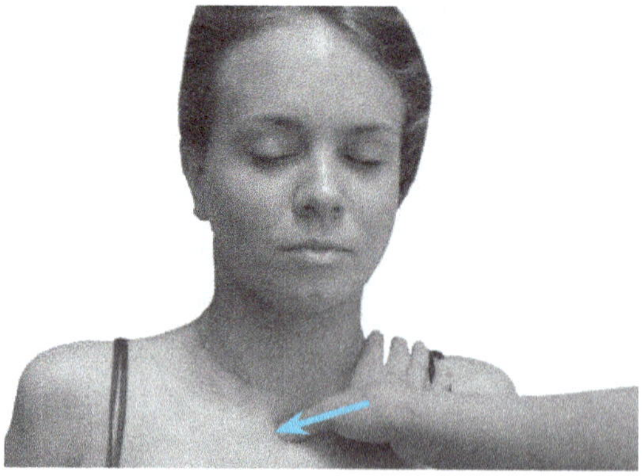

图 3–6　按揉天突

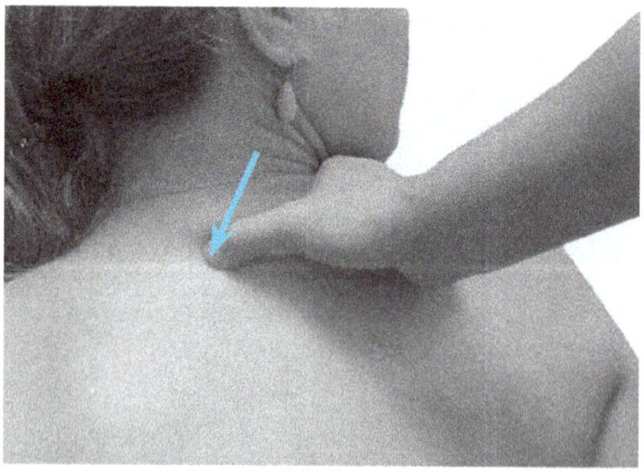

图 3–7　拿揉大椎

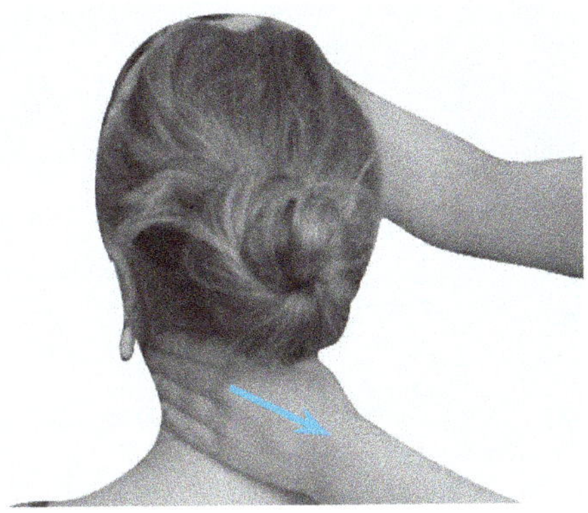

图 3–8 拿揉颈项

耳 鸣

耳鸣，属于一种听觉异常的症状，是指一个人在外界无任何音响的刺激下，却主观感觉自身耳内或头内似有如蝉声、流水声、“嗡嗡”声等各种各样频率的鸣响。可发于一侧，亦可发于双侧，或持续不断，或间断发生。它是一种发生和发展都十分复杂的临床上极为常见的症状，通常伴有烦躁，睡眠困难，注意力不集中，严重者可影响工作，娱乐和社会交往。耳鸣可分为传导性、神经（感音）性及混合性耳鸣；临床上神经性耳鸣更为常见，中老年人的耳鸣多属这种类型。

临床表现

(1) 患者自觉耳内或头内有鸣响的感觉，而周围环境中并无相应的外在声源，可发于一侧，亦可发于双侧。

(2) 伴有烦躁、失眠、头晕、头痛、听力下降等表现。

按摩治疗小窍诀

(1) 点按百会（图 3–9）、四神聪：患者仰卧位，术者坐于其头前方，点按百会穴和四神聪穴 1 分钟，力度以患者能耐受为度。施术时以拇指指端着力，持续按压人体的穴位，即为点，同时配合瞬间用力点按人体的穴位，即为点按。点按时手指应保持一定姿势，避免在点按的过程中出现手指过伸或过屈，造成损伤。

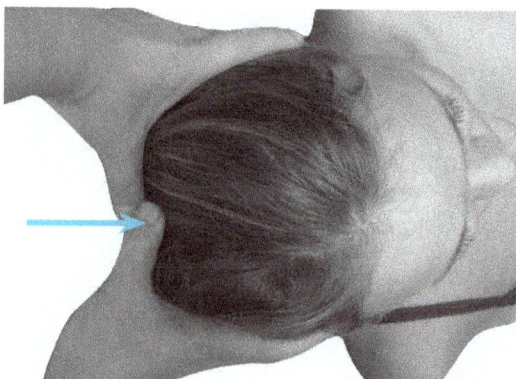

图 3-9 点按百会

(2) 点揉耳门（图 3-10）、听宫（图 3-11）、听会（图 3-12）：患者仰卧位，术者坐于其头前方，以示指点揉耳门、听宫和听会，力度宜重，使酸胀之感窜至耳中，时间各持续约 1 分钟。施术时先用示指指端用力持续按压人体的穴位，同时配合示指带动深层组织的轻柔缓和的环旋活动。注意示指指端要吸定于治疗部位，施加的压力要均匀，揉动幅度要适中。

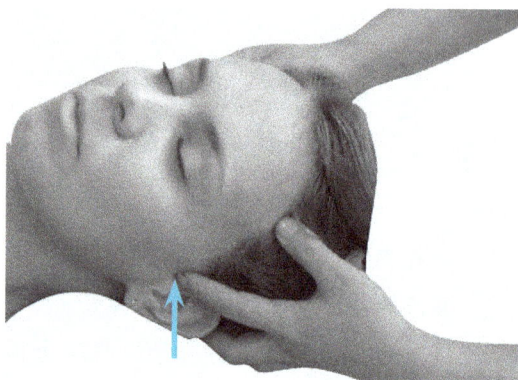

图 3-10 点揉耳门

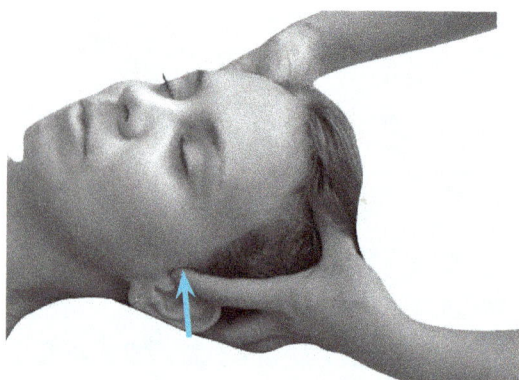

图 3-11 点揉听宫

(3) 捏拿颈项肌：患者正坐位，术者站在患者的侧后方，一手扶住患者的头部，另一手在颈项部压痛点和痛性结节做广泛且深透的拿法，约 3 分钟。拿时拇指与其余四指对合呈钳形，施以夹力，以掌指关节的屈伸运动所产生的力，自上而下捏拿治疗部位，注意前臂放松，手掌空虚，捏拿的方向要与肌腹垂直，动作要连贯，用力由轻到重，指间关节不动。重点放松颈部两侧肌肉，此时患者局部应有酸胀感。（图 3-13）

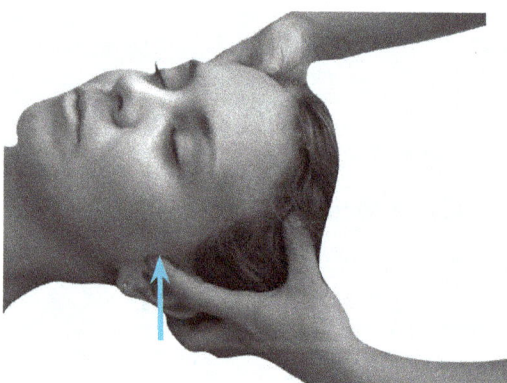

图 3-12 点揉听会

(4) 梳头栉发：患者坐位或仰卧位，术者站于其身后方或坐于患者头前方，两手指张开，以手代梳，分别从前额开始经头顶或颞部到枕部作梳头动作，两手手指同时用力，做轻快的梳理动作，即为梳头栉发。反复进行，每次 3 分钟。（图 3-14，图 3-15）

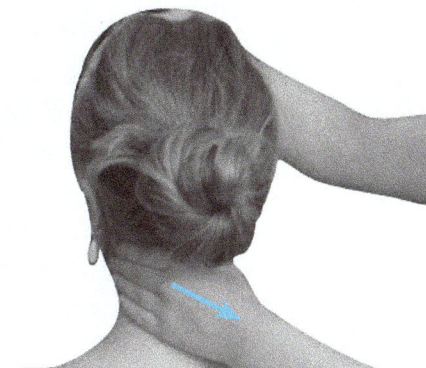

图 3-13 捏拿颈项肌

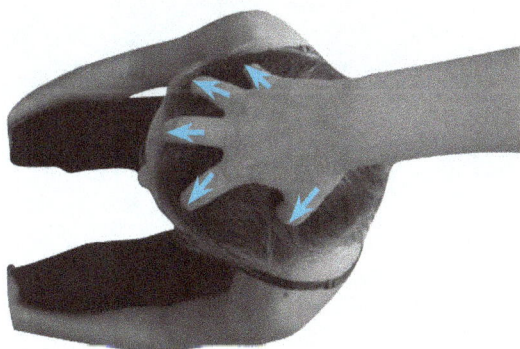

图 3-14 梳头栉发 1

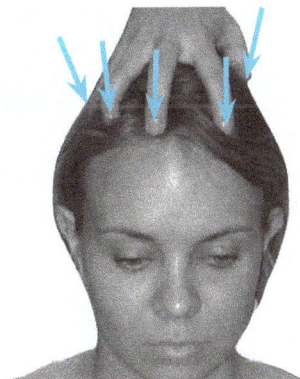

图 3-15 梳头栉发 2

(5) 擦耳法：患者仰卧位，术者坐于或立于其头前方。术者将手掌放在耳部前面，平贴在脸上，均匀用力向后推擦，擦过耳后，再从耳后将耳背带倒向前推擦，反复做 10 ~ 20 次，以两耳出现热感为好。（图 3-16）

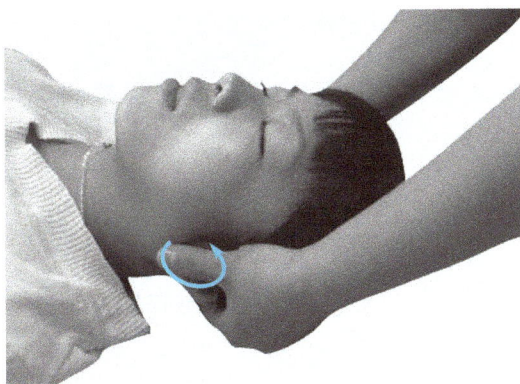

图 3-16 擦耳法

注意起居规律，保持心情舒畅。还可配合针灸疗法提高疗效。本法对属于慢性疾病所致之耳鸣疗效较好，其他如爆伤、药物中毒、耳内实质病变等一般不属于推拿治疗的范围。

自我鸣天鼓。此法是我国民间流传较广的健耳方法。做法是将两手掌心紧按耳孔，手指搭在头后部枕骨上，用中间三指轻轻扣击后枕部10 ~ 20次（图 3-17，图 3-18）；手指按在后枕部不动，掩按耳孔的两掌心突然抬离，连续开闭 10 ~ 20 次；最后将两手示指或中指插入耳孔，旋转几下后突然拔出共做 3 ~ 5 次。

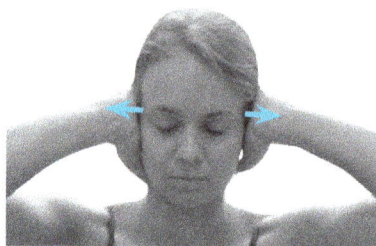

图 3-17 自我鸣天鼓 1

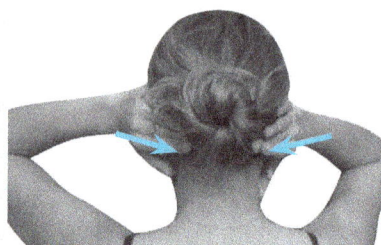

图 3-18 自我鸣天鼓 2

突发性耳聋

突发性耳聋是一种突然发生的原因不明的耳内骤感胀闷堵塞，听力急剧下降的急性耳病，又称暴聋。

临床表现

（1）耳聋：来势凶猛，听力损失可在瞬间、几小时或几日内发生，也有晨起时突感耳聋。其程度自轻度到全聋。

（2）耳鸣：耳聋前后多有耳鸣发生，约占 70%。一般于耳聋前数小时出现，多为嗡嗡声，可持续 1 个月或更长时间。

（3）眩晕：约 2/5 天 1/2 突聋伴有不同程度的眩晕。

（4）耳堵塞：耳堵塞感一般先于耳聋出现。

（5）眼震：如眩晕存在可有自发性眼震。

✖ **按摩治疗小窍诀**

(1) 点按百会（图3-19）、四神聪：患者仰卧位，术者坐于其头前方，点按百会穴和四神聪穴1分钟，力度以患者能耐受为度。施术时以拇指指端着力，持续按压人体的穴位，即为点，同时配合瞬间用力点按人体的穴位，即为点按。点按时手指应保持一定姿势，避免在点按的过程中出现手指过伸或过屈，造成损伤。

(2) 双运太阳：患者仰卧位，术者站或坐于其头前方，以双手运太阳穴1分钟，以得气为度。运法施术时，用双手拇指或示、中指的指面，分别浮按于两侧太阳穴处，吸定以后作旋绕运动，反复操作，速度须轻缓不急。（图3-20）

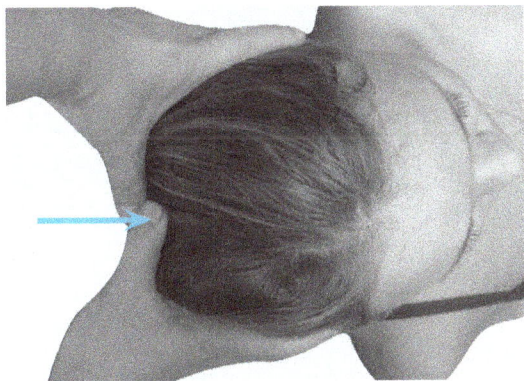

图3-19 点按百会

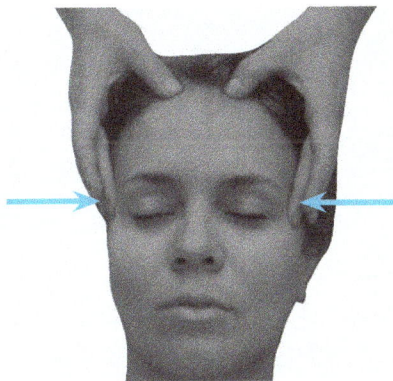

图3-20 双运太阳

(3) 点揉翳风（图3-21）、耳门、听宫、听会患者仰卧位，术者坐于其头前方，以示指或中指点揉耳门、听宫、听会穴和翳风穴，力度宜重，使酸胀之感窜至耳中，时间各持续约1分钟。施术时先用示指或中指指端用力持续按压人体的穴位，同时配合指端带动深层组织的轻柔缓和的环旋活动。注意示指或中指指端要吸定于治疗部位，施加的压力要均匀，揉动幅度要适中。

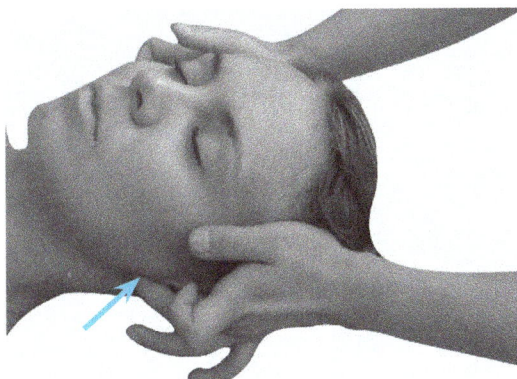

图3-21 点揉翳风

(4) 梳头栉发：患者坐位或仰卧位，术者站于其身后方或坐于患者头前方，两手指张开，以手代梳，分别从前额开始经头顶或颞部到枕部作梳头动作，两手手指同时用力，做轻快的梳理动作，即为梳头栉发。反复进行，每次3分钟。（图3-22，图3-23）

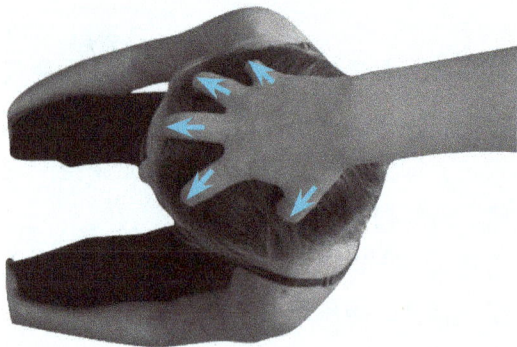
图3-22 梳头栉发1

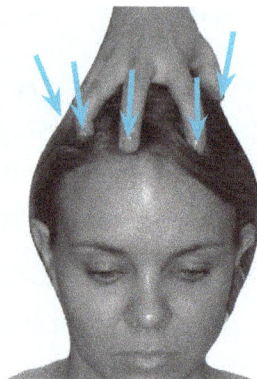
图3-23 梳头栉发2

(5) 鸣天鼓：患者坐位，术者立于患者正前面，用双手手掌将患者两侧耳郭从耳后向前折向前方，使耳郭盖住耳道，并以掌压紧耳背，（两内劳宫穴对准两耳孔），状如抱头；使示指翘于中指上，用力弹打耳后脑部，要求患者能听到明显的响声，反复操作40次左右。

(6) 擦法：患者仰卧位，术者坐于或立于其头前方。术者将手掌放在耳部前面，平贴在脸上，均匀用力向后推擦，擦过耳后，再从耳后将耳背带倒向前推擦，反复做10～20次，以两耳出现热感为好。

耳 胀 耳 闭

耳胀耳闭均是以耳内胀闷堵塞感为主要症状，常伴耳鸣、听力下降的耳部疾病，耳胀为病之初，病久者，耳内如物阻隔，即为耳闭。常见于西医学的非化脓性中耳炎。

✖ 临床表现

(1) 以耳内胀闷堵塞感为主要症状。

(2) 耳胀者，前期常有感冒病史，耳内作胀不适或有微痛感，耳鸣如闻风声或轰鸣声，听力或有减退。

(3) 耳闭者，耳内胀闷堵塞感日久，甚至感觉如物堵塞，听力减退，伴耳鸣声低。

✳ 按摩治疗小窍诀

（1）点揉耳门（图 3-24）、听宫（图
3-25）、听会（图 3-26）：患者仰卧位，
术者坐于其头前方，以示指点揉耳门、听
宫和听会，力度宜重，使酸胀之感窜至耳
中，时间各持续约 1 分钟。施术时先用示
指指端用力持续按压人体的穴位，同时配
合示指带动深层组织的轻柔缓和的环旋活
动。注意示指指端要吸定于治疗部位，施
加的压力要均匀，揉动幅度要适中。

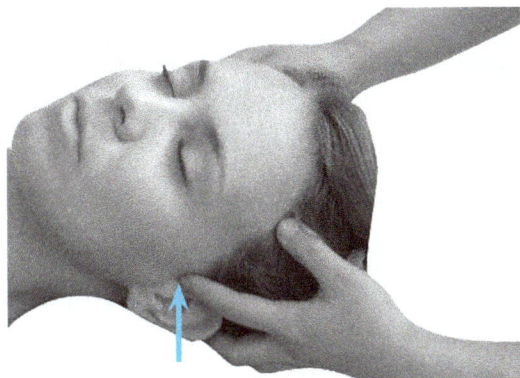

图 3-24　点揉耳门

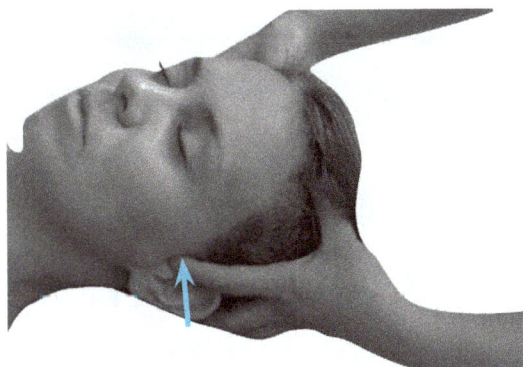

图 3-25　点揉听宫

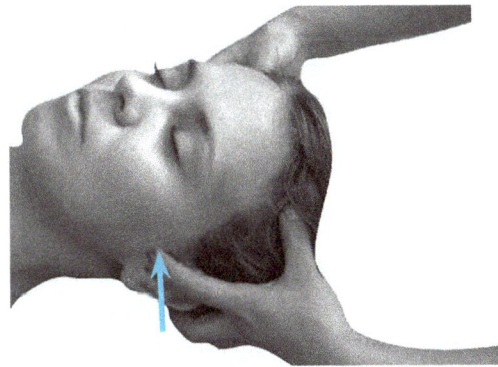

图 3-26　点揉听会

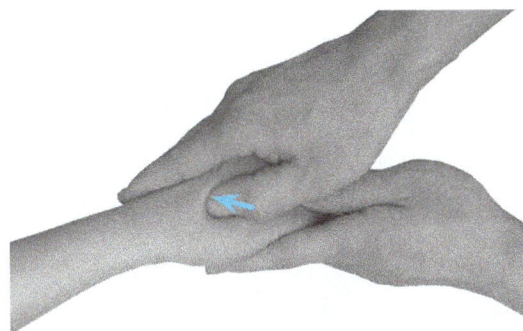

图 3-27　掐合谷

（2）掐合谷：患者正坐或仰卧位，术
者站于其身侧，用拇指掐法在合谷穴操作，
以得气为度，时间持续约半分钟。施术时
以单手拇指端指甲缘，将力贯注于指端，
重按而掐之，施用掐法时着力或持续，或
一上一下掐点之。但需注意不可刺破皮肤。
（图 3-27）

（3）点揉三阴交（图 3-28）内关、足
三里：患者仰卧位，术者站于其身侧，用
拇指点揉法点揉内关、足三里、三阴交穴各约 1 分钟。施术时用拇指指端着力于穴位处，
用力持续按压人体的穴位，同时配合拇指带动深层组织的轻柔缓和的环旋活动。注意拇
指指端要吸定于治疗部位，施加的压力要均匀，以上肢带动拇指点揉，揉动幅度要适中。

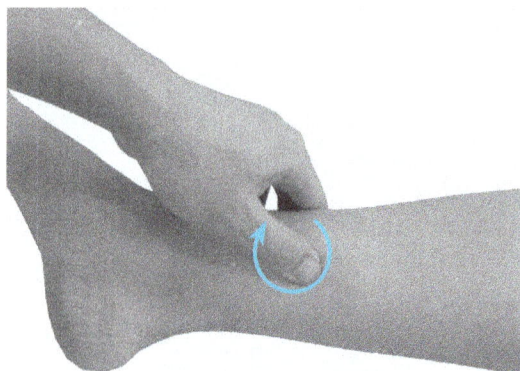

图 3-28　点揉三阴交

（4）点揉肝俞（图 3-29）、脾俞（图 3-30）、肾俞（图 3-31）各持续约 1 分钟。施术时用拇指罗纹面着力于穴位上，其余四指置于其对侧或相应的部位以助力，在拇指指面用力向下按压的同时，以上肢带动拇指做环旋揉动，注意按揉时着力部位要吸定于治疗部位，并带动深层组织，揉动的幅度要适中。

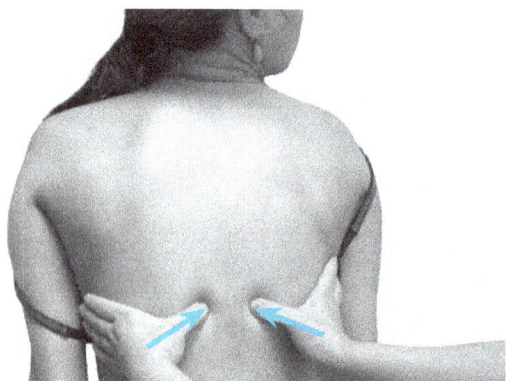

图 3-29　点揉肝俞

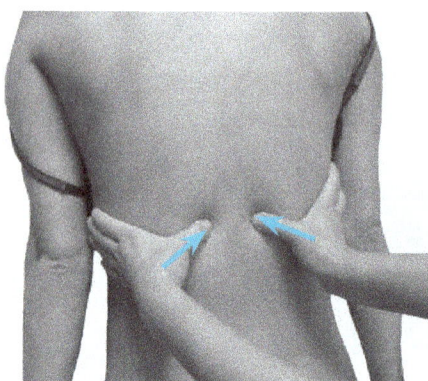

图 3-30　点揉脾俞

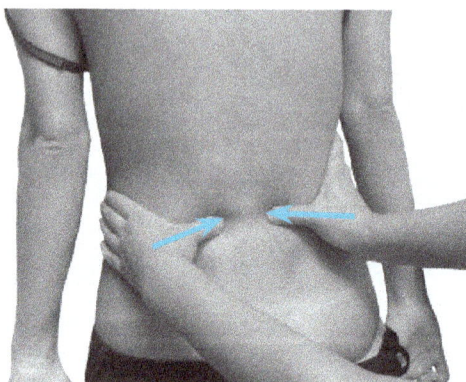

图 3-31　点揉肾俞

（5）鸣天鼓：患者坐位，术者立于患者正前面，用双手手掌将患者两侧耳郭从耳后向前折向前方，使耳郭盖住耳道，并以掌压紧耳背，（两内劳宫穴对准两耳孔），状如抱头；使示指翘于中指上，用力弹打耳后脑部，要求患者能听到明显的响声，反复操作 40 次左右。

(6) 鼓气吹张法：捏鼻、闭唇、鼓气，使有气体冲入耳内的感觉，此时耳膜有向外膨胀的感觉，每日可行多次。若有鼻塞流涕者，则不宜使用此法。

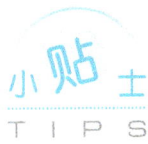

小贴士 TIPS

加强身体锻炼，增强体质，积极治疗感冒及鼻部疾病，保持鼻部通畅。如有耳胀耳闭，应早日积极治疗。

变态反应性鼻炎

变态反应性鼻炎，又称过敏性鼻炎，是人体吸入外界过敏性抗原而引起的变态反应在鼻部的表现，常被误认为伤风。

临床表现

(1) 鼻腔不通气，鼻痒，鼻涕多，多为清水涕，感染时为脓涕，嗅觉下降或者消失。

(2) 打喷嚏（通常是突然和剧烈的），眼睛发红发痒及流泪，耳闷。

(3) 头昏，头痛。

(4) 儿童可由于揉鼻子出现过敏性症状。

按摩治疗小窍诀

(1) 分推眉弓：患者仰卧位，术者坐于其头前方，用拇指分推法分推两侧眉弓 15 ~ 20 次。施术时分别将两手拇指指端置于患者眉心处，由中间沿眉弓方向向两侧分推至两侧太阳穴处，注意推时速度要均匀，不宜过快，力度以患者觉舒适为宜。(图 3–32)

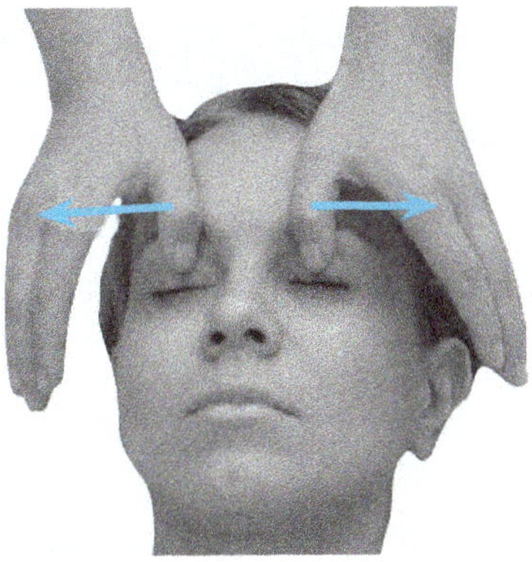

图 3–32 分推眉弓

(2) 按揉印堂（图 3–33）、攒竹（图 3–34）：患者仰卧位，术者坐于其头前方，用拇指按揉印堂、两侧攒竹穴各 1 分钟，力度以患者能耐受为度。施术时用拇指指

端着力于穴位处，按住以后以上肢带动拇指做轻柔缓和的环旋活动；注意动作要连续，保持均匀压力，持续而轻柔地旋转回环。施术时拇指要吸定于穴位处，不可偏移。

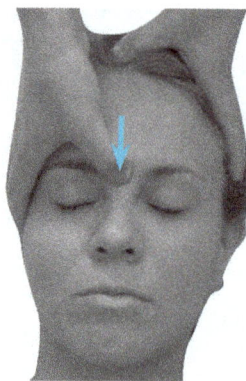

图3-33 按揉印堂

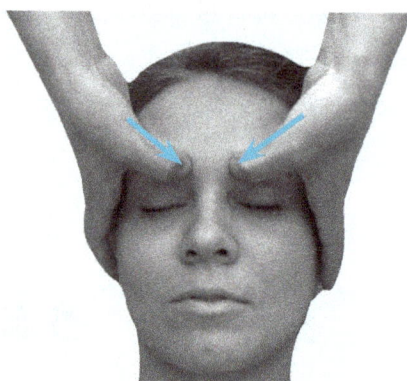

图3-34 按揉攒竹

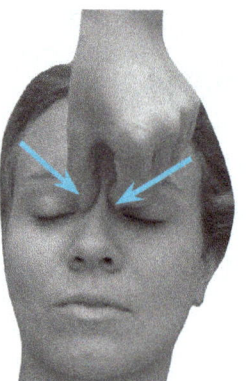

图3-35 拿按睛明

(3) 拿按睛明穴：患者仰卧位，术者坐于其头前方，将一手示、拇指端两指置于睛明穴上，同时由外向内相对用力均匀地拿按双侧睛明穴100下，力度以有酸胀感为度。施术时注意切忌使用指甲操作，以免患者产生不适。(图3-35)

(4) 按揉鼻部穴位：首先是迎香穴(图3-36)，可用两手中指或示指指腹按揉20～30次。其次上迎香，可用两手中指或示指指腹按揉15～20次。最后是鼻通

(图3-37)穴，用中指中等力量点按15～20次。力度以有酸胀感为度。施术时用中指或示指指端着力于穴位处，用力持续按压人体的穴位，同时配合中指或示指指端带动深层组织的轻柔缓和的环旋活动。注意指端要吸定于治疗部位，施加的压力要均匀，以上肢带动中指或示指点揉，揉动幅度要适中。

(5) 擦鼻翼：患者仰卧位，术者坐于其头前方，以两手示指指腹在患者鼻翼两侧由上而下快速往返沿直线搓擦1～2分钟，使局部产生灼热感为度。注意搓擦时速度要快速均匀，作用层次在皮肤及皮下，要轻而不浮，重而不滞。(图3-38，图3-39)。

(6) 拿风池：患者正坐位，术者立于其侧后方，交替拿揉双侧风池穴，由轻到重拿揉各100下。施术时一手扶患者前额，另一手拇指指端置于颈项风池穴位，在用对合夹力拿的同时配合拇指在穴位处的环旋揉动，力度以有酸胀得气感为度。注意动作要连贯，力度要均匀。

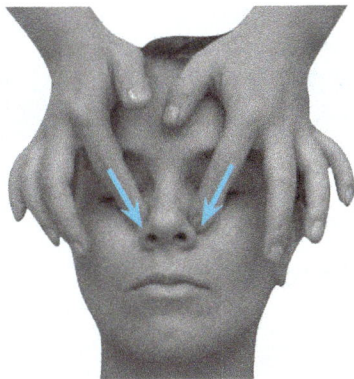

图 3-36　按揉迎香

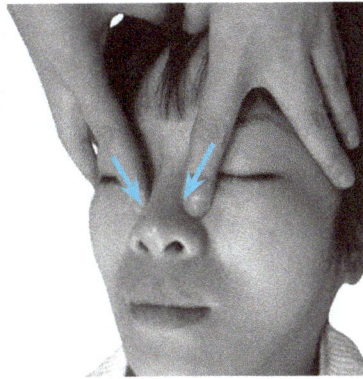

图 3-37　按揉鼻通

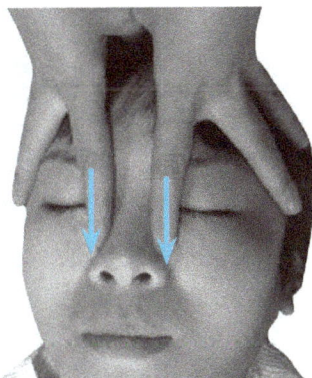

图 3-38　擦鼻翼 1

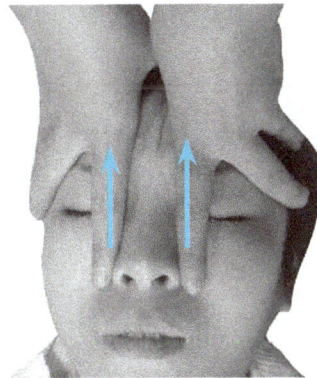

图 3-39　擦鼻翼 2

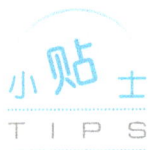

小贴士 TIPS

避免接触过敏源，加强体育锻炼，提高机体免疫力。还可配合针灸疗法提高疗效。

慢性单纯性鼻炎

慢性单纯性鼻炎主要表现为鼻塞反复发作，时轻时重，两侧交替性鼻窍堵塞，或伴有流涕，嗅觉可有不同程度的减退，是鼻黏膜由于局部性、全身性或环境性因素所致的可逆性炎症。中医学称之为"鼻窒"，是一种比较常见的鼻部疾病。

临床表现

（1）有急性鼻炎反复发作史，邻近病源感染，全身慢性疾病或长期化学、物理性刺激史。

（2）鼻塞呈两侧交替性、间歇性、反复发作性，日久可为持续性。

（3）鼻涕增多，为黏液性或黏液脓液性，可伴有头痛或嗅觉减退。

（4）鼻黏膜肿胀暗红，表面光滑湿润，对血管收缩剂反应敏感。

按摩治疗小窍诀

（1）点按百会（图3-40）、四神聪：患者仰卧位，术者坐于其头前方，点按百会穴和四神聪穴1分钟，力度以患者能耐受为度。施术时以拇指指端着力，持续按压人体的穴位，即为点，同时配合瞬间用力点按人体的穴位，即为点按。点按时手指应保持一定姿势，避免在点按的过程中出现手指过伸或过屈，造成损伤。

（2）按揉印堂（图3-41）、迎香、合谷、上星穴：患者仰卧位，术者坐于其头前方，用拇指按揉迎香、合谷、上星、印堂穴各1分钟，力度以患者能耐受为度。施术时用拇指指端着力于穴位处，按住以后以上肢带动拇指做轻柔缓和的环旋活动；注意动作要连续，保持均匀压力，持续而轻柔地旋转回环。施术时拇指要吸定于穴位处，不可偏移。

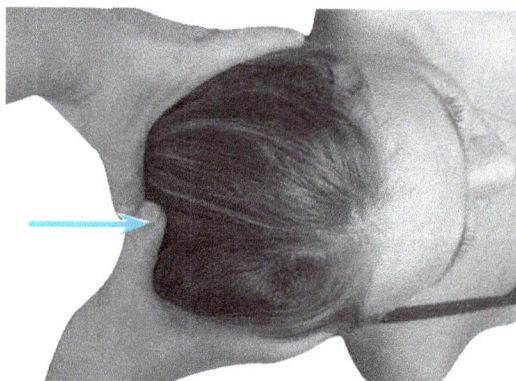

图 3-40 点按百会

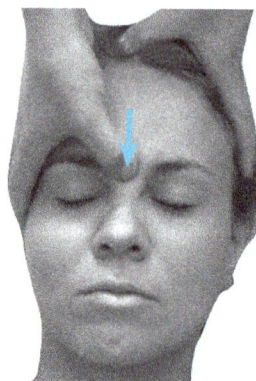

图 3-41 按揉印堂

（3）擦鼻翼：患者仰卧位，术者坐于其头前方，以两手示指指腹在患者鼻翼两侧由上而下快速往返沿直线搓擦1～2分钟，使局部产生灼热感为度。注意搓擦时速度要快速均匀，作用层次在皮肤及皮下，要轻而不浮，重而不滞。

（4）点揉肺俞（图 3-42）、脾俞、胃俞各持续约 1 分钟。施术时用拇指罗纹面着力于穴位上，其余四指置于其对侧或相应的部位以助力，在拇指指面用力向下按压的同时，以上肢带动拇指做环旋揉动，注意按揉时着力部位要吸定于治疗部位，并带动深层组织，揉动的幅度要适中。

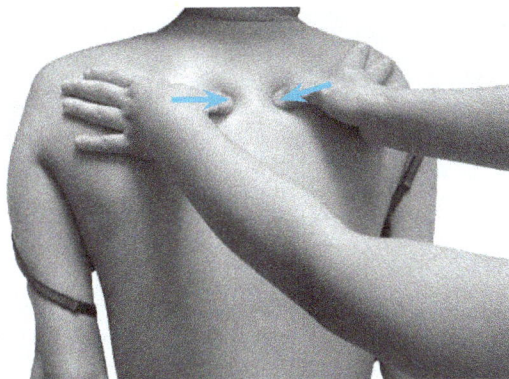

图 3-42　点揉肺俞

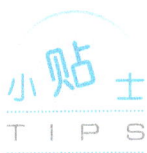

小贴士
TIPS

加强身体锻炼，增强体质，积极防治感冒及伤风鼻塞。戒除烟酒，避免粉尘长期刺激。避免长期依赖血管收缩药滴鼻。

第四章

头面部相关疾病

眩 晕

眩晕，头脑昏晕，感觉自身或周围景物旋转，甚至恶心呕吐之证。是一种常见的脑部功能性障碍，也是临床常见的症状之一。

临床表现

(1) 头晕目眩，视物眩晕，轻者闭目自止，重者如坐车船，甚则跌倒。

(2) 严重者伴有头痛、项强、恶心呕吐、眼球震颤、耳鸣耳聋、汗出、面色苍白等表现。

(3) 多有情志不遂、年高体虚、饮食不节、跌仆损伤等病史。

按摩治疗小窍诀

(1) 分抹法：术者以两手大拇指指腹着力，从患者两眉弓间印堂穴开始，沿眉弓上缘分抹至太阳穴。起手时着力应稍重，分抹中力量逐渐减轻，并稍行揉压。前额部分为额上线、额中线和额下线，分别施术，每条线须反复施术 7～8 次。（图 4-1，图 4-2）

(2) 双手五指拿揉法：术者以双手五指指端着力，双手五指作灵活的屈伸用力，先局限于前额两侧及颞部拿揉，然后手法由轻到重，逐步深入，逐渐移动并扩大至整个头部。反复施术 1～2 分钟。此法有明显的镇静止痛作用。故多用于神经性头痛、偏头痛和外感实证之患者。（图 4-3，图 4-4）

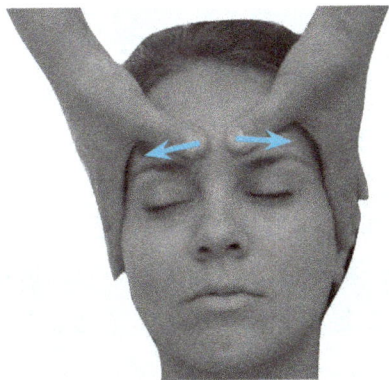

图 4-1 分抹法 1

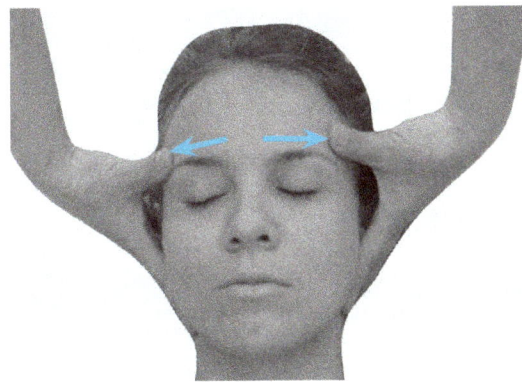

图 4-2 分抹法 2

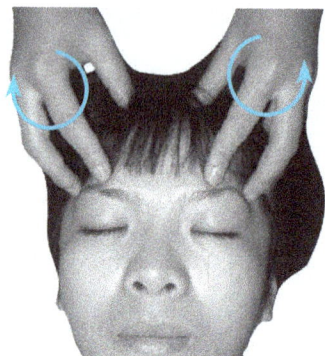

图 4-3　双手五指拿揉法 1

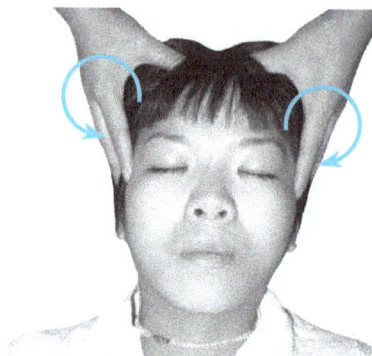

图 4-4　双手五指拿揉法 2

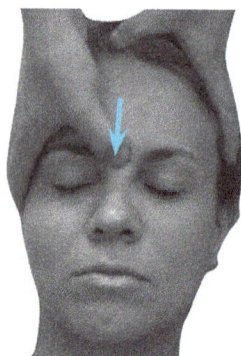

图 4-5　压三经 - 印堂

（3）压三经法：术者以大拇指指腹着力，从患者两眉弓间印堂穴（图 4-5）开始，沿督脉经线向上压至头顶百会穴（图 4-6）。然后再从两侧眉弓上的阳白穴（图 4-7）开始，沿膀胱经压至络却穴。反复施术 3 ~ 5 次。对百会、印堂、阳白等穴宜加重刺激。此法有显著的止头痛、止眩晕作用。

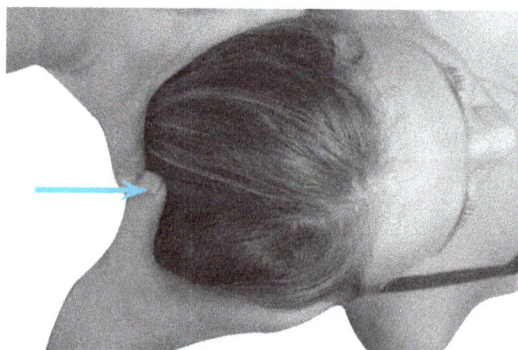

图 4-6　压三经 - 百会

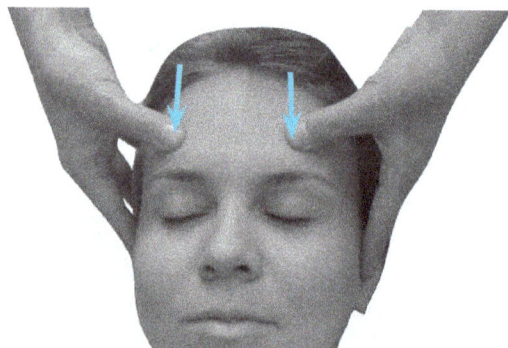

图 4-7　压三经 - 阳白

（4）勾点风池法：患者仰卧闭目，术者坐于患者床前。术者以两手扶住患者头部，中指微曲并用力勾点颈后风池穴（图 4-8），或术者以一手按住患者前额部，另一手中指微曲并用力勾点颈后风池穴，两侧分别施术。施术时由轻到重，当患者有酸胀感并向前额放散时为止。

（5）横擦背俞穴：患者俯卧，术者立于一侧，横擦五脏俞穴及膈俞，以透热为度。

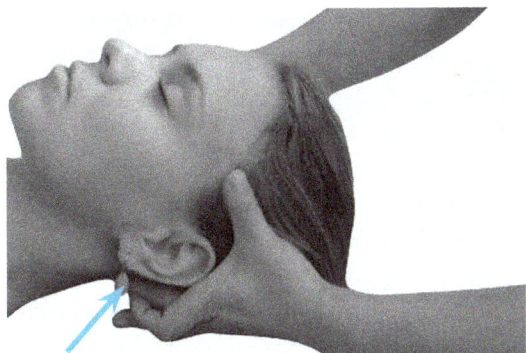

图 4-8 勾点风池

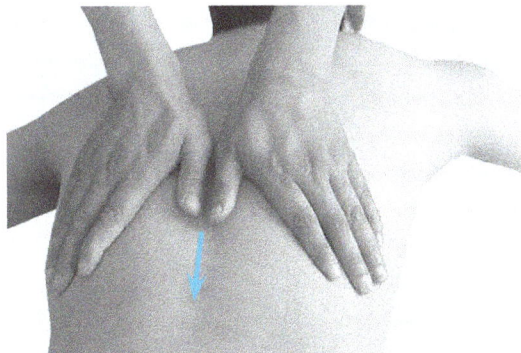

图 4-9 掌推膀胱经

(6) 掌推膀胱经：患者俯卧位，术者站立于患者头前方，用双手手掌着力于后背部，由上向下沿膀胱经推数遍。推动时注意压力适中，轻而不浮，重而不滞，进行单方向的直线推动，应手指在前，掌根在后，方向要正确。(图 4-9)

小贴士 TIPS

肝阳上亢型，重推心俞、肝俞、肾俞、命门，按揉三阴交；痰湿中阻型，点揉膻中 (图 4-10)、中脘 (图 4-11)，按揉足三里、丰隆、推脾俞、胃俞。肾精不足型，点按肾俞、命门 (图 4-12)；气血亏虚型，摩腹，推揉中脘，按揉血海、足三里，推心俞、脾俞、胃俞，3～5分钟；瘀血内阻型，揉中脘、章门、三阴交、膈俞 (图 4-13)。

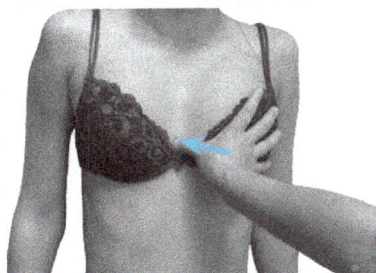

图 4-10 点揉膻中

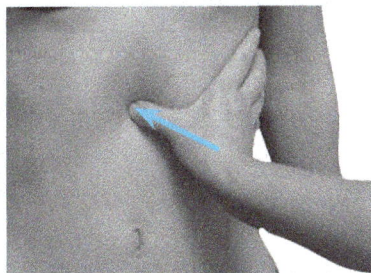

图 4-11 点揉中脘

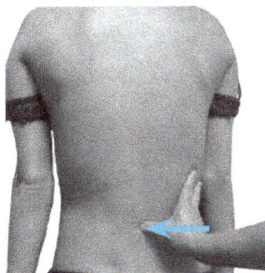

图 4-12 点按命门

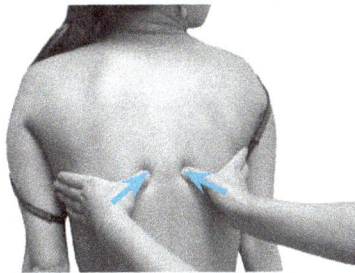

图 4-13 揉膈俞

推拿治疗时，应固定头部，勿使晃动，以免头晕加重。患者要保持心情舒畅，注意劳逸结合，保证足够的睡眠，饮食忌辛辣忌肥甘厚味之物。

失　眠

失眠又称不寐，通常指患者经常不能获得正常睡眠，对睡眠时间和或质量不满足并影响白天社会功能的一种主观体验，包括入睡困难、时常觉醒及（或）晨醒过早，重者可彻夜不眠。

❋ 临床表现

（1）入睡困难。

（2）不能熟睡。

（3）早醒、醒后无法再入睡。

（4）频频从恶梦中惊醒，自感整夜都在做恶梦。

（5）睡过之后精力没有恢复。

（6）发病时间可长可短，短者数天可好转，长者持续数日难以恢复。

（7）容易被惊醒，有的对声音敏感，有的对灯光敏感。

（8）很多失眠的人喜欢胡思乱想。

失眠会引起人的疲劳感、不安、全身不适、无精打采、反应迟缓、头痛、记忆力不集中，它的最大影响是精神方面的，严重一点会导致精神分裂。

❋ 按摩治疗小窍诀

（1）分抹法：术者以两手大拇指指腹着力，从患者两眉弓间印堂穴开始，沿眉弓上缘分抹至太阳穴。起手时着力应稍重，分抹中力量逐渐减轻，并稍行揉压。前额部分为额上线、额中线和额下线，分别施术，每条线须反复施术 7 ~ 8 次。（图 4-14，图 4-15）

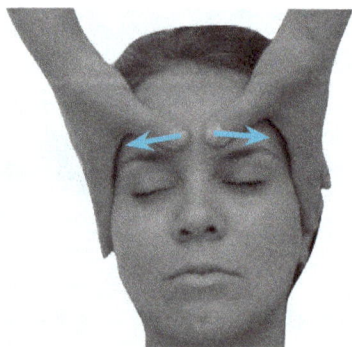

图 4-14　分抹法 1　　　　　　　　　　图 4-15　分抹法 2

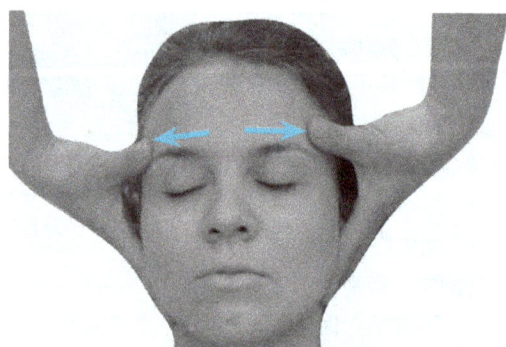

(2) 双手五指拿揉法：术者以双手五指指端着力，双手五指作灵活的屈伸用力，先局限于前额两侧及颞部拿揉，然后手法由轻到重，逐步深入，逐渐移动并扩大至整个头部。反复施术 1 ～ 2 分钟。此法有明显的镇静止痛作用。（图 4-16，图 4-17）

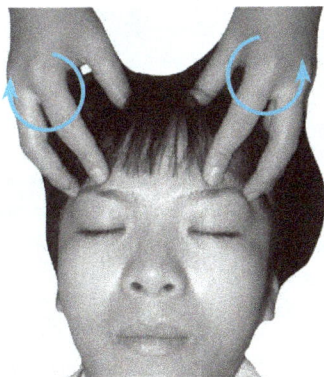

图 4-16 双手五指拿揉法 1

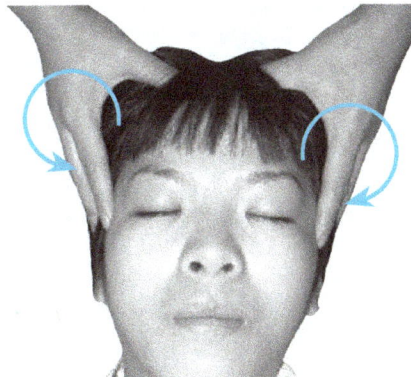

图 4-17 双手五指拿揉法 2

(3) 压三经法：术者以大拇指指腹着力，从患者两眉弓间印堂穴开始，沿督脉经线向上压至头顶百会穴。然后再从两侧眉弓上的阳白穴开始，沿膀胱经压至络却穴。反复施术 3 ～ 5 次。对百会、印堂、阳白等穴宜加重刺激。

(4) 扫散法：患者仰卧闭目。术者以两手大拇指偏峰或大鱼际着力，自耳前用力推擦至耳后，反复施术 30 ～ 50 次；再自耳后施术至耳下风池穴处，反复施术 50 ～ 100 次。速度要快，直到局部有温热感为宜。需强刺激时可用拇指偏峰着力；疼痛不剧烈者，以拇指指腹着力。（图 4-18，图 4-19）

(5) 拿揉颈项法：患者取坐位，术者立于身后或身侧。术者以一手扶患者头部，另一手拇、中、示、环四指作对称拿揉用力。在一侧颈项部大筋自上而下施以拿揉。然后令患者头偏向另一侧，再行拿揉另一侧颈后大筋。须施术 1 ～ 2 分钟。（图 4-20）

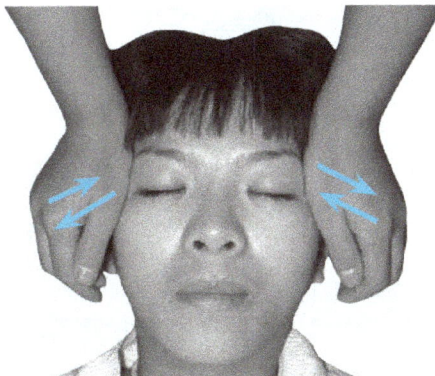

图 4-18 扫散法 1

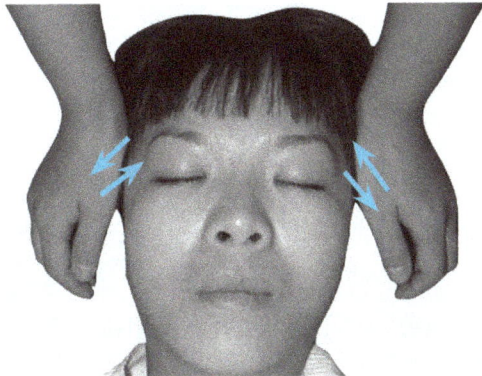

图 4-19 扫散法 2

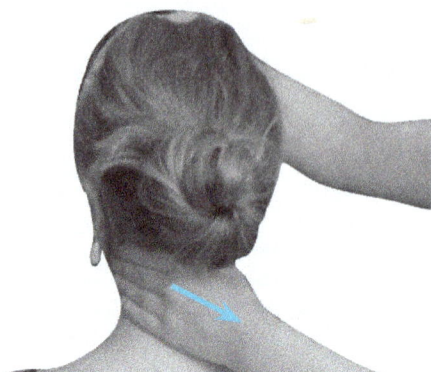

图 4-20 拿揉颈项

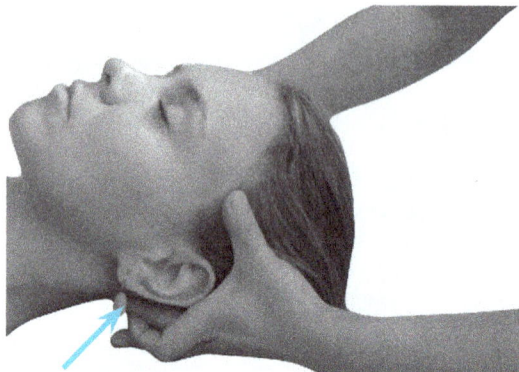

图 4-21 勾点风池

（6）勾点风池法：患者仰卧闭目，术者坐于患者床前。术者以两手扶住患者头部，中指微曲并用力勾点颈后风池穴，或术者以一手按住患者前额部，另一手中指微曲并用力勾点颈后风池穴，两侧分别施术。施术时由轻到重，当患者有酸胀感并向前额放散时为止。（图 4-21）

（7）五指抓梳法：术者两手五指屈曲，以指端着力，在患者头发内作快速而有节律的梳抓。亦可将中指按于督脉上，示指、环指分别按于两侧膀胱经上，拇指和小指分别按于胆经上施术。本法有镇静安神之作用。（图 4-22，图 4-23）

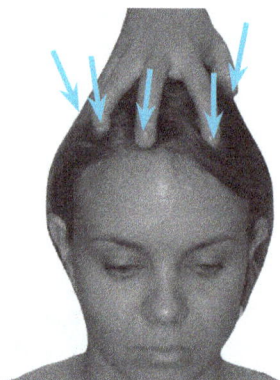

图 4-22 五指抓梳法 1

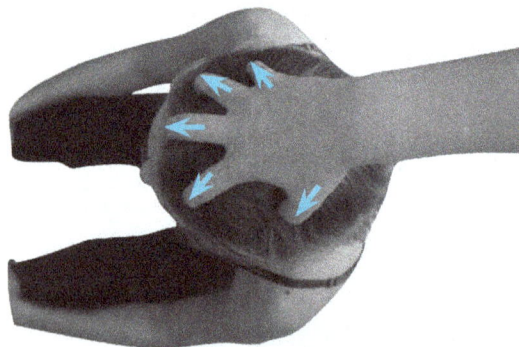

图 4-23 五指抓梳法 2

（8）飞发法：术者两手五指分开，手指指端借腕关节上下弹动之力，在患者头发中高速交替弹打（实则作用于头皮），使其头发向四面飞散。施术中和术后患者可有舒适愉快的感觉。（图 4-24，图 4-25）

（9）提抓法：患者仰卧闭目，术者坐于患者床前。术者以两手大拇指指腹紧贴于患者头顶，其余四指置于患者两颞颥部。作提球而又滑掉的动作（图 4-26，图 4-27）。操作时，以四指活动为主，要求轻快，节律，其接触面积应逐渐扩散到整个头部。

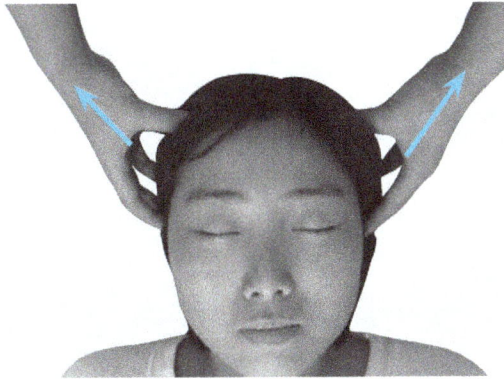

图 4-24 飞发法 1

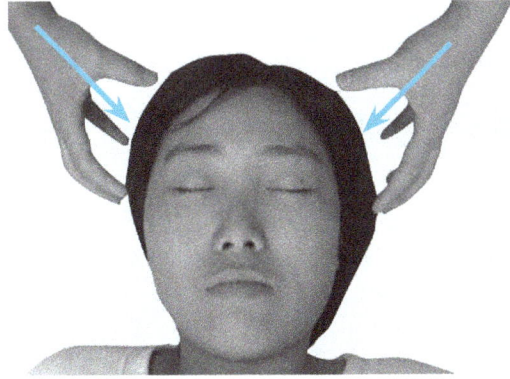

图 4-25 飞发法 2

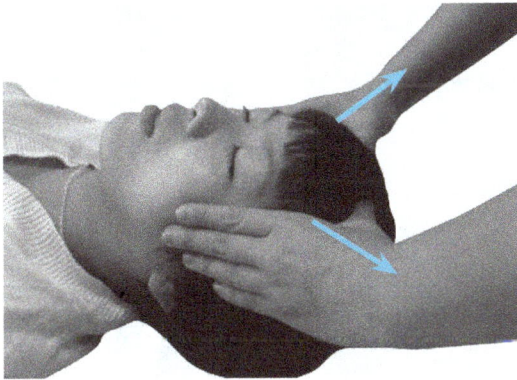

图 4-26 提抓法 1

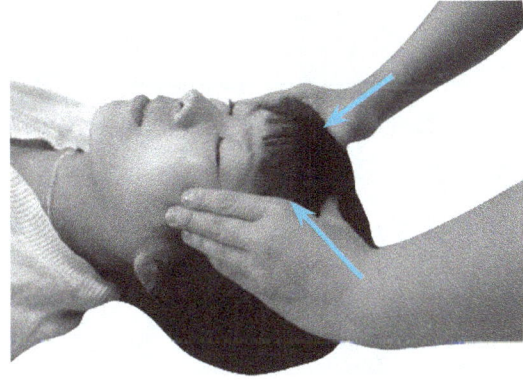

图 4-27 提抓法 2

(10) 指弹法：术者两手对掌并将两手五指分开或仅将示指、中指分开，其余交叉，贴于头两侧、额上，作高速上下交替弹打。(图 4-28，图 4-29)

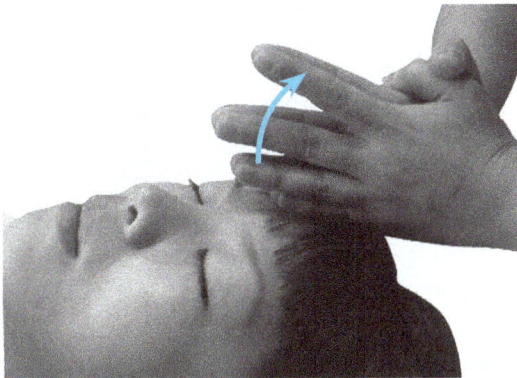

图 4-28 指弹法 1

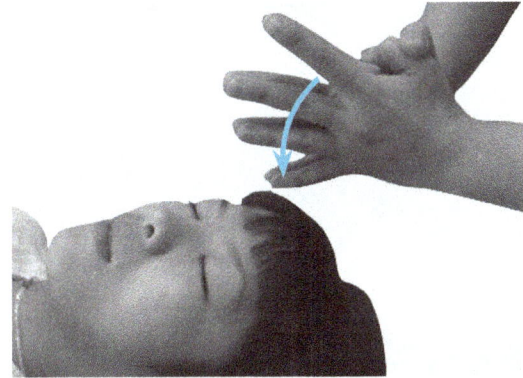

图 4-29 指弹法 2

（11）按揉印堂、神庭、太阳（图 4-30）、睛明、攒竹、鱼腰、角孙、百会、风池、肩井（图 4-31）穴，每穴 1 ～ 2 分钟。

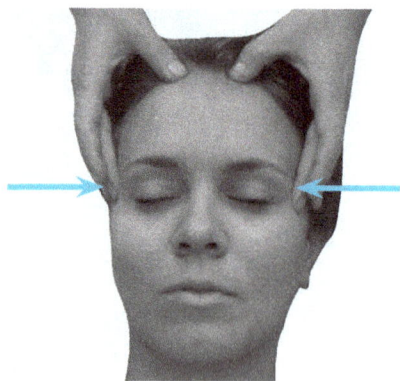

图 4-30　按揉太阳

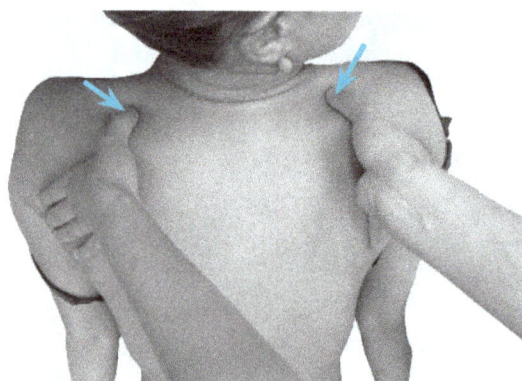

图 4-31　按揉肩井

（12）腹部操作：患者仰卧位。术者用掌摩法先顺时针摩腹（图 4-32），再逆时针摩腹（图 4-33），约 3 ～ 5 分钟。再重点点揉中脘（图 4-34）、关元、气海，每穴 2 ～ 3 分钟。

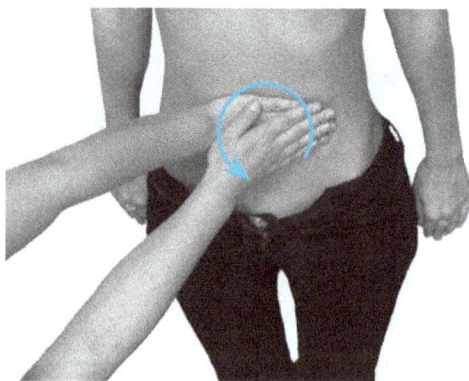

图 4-32　摩腹 1

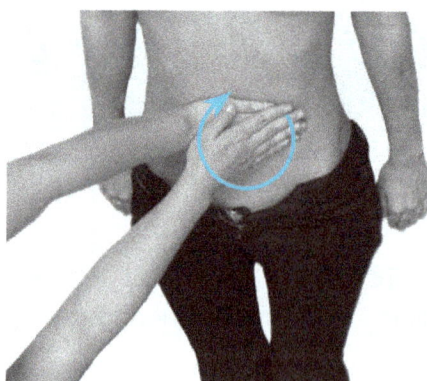

图 4-33　摩腹 2

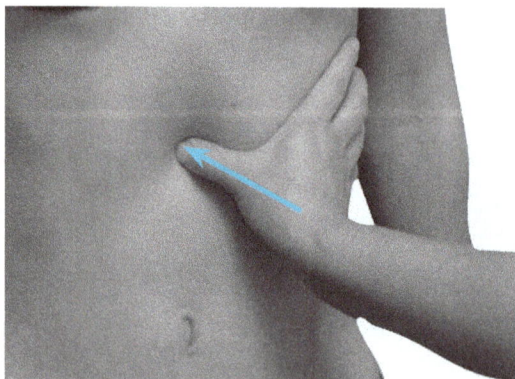

图 4-34　点揉中脘

（13）腰背部操作：患者俯卧位。术者用㨰法在患者腰背部施术，重点在心俞、肝俞、脾俞、胃俞、肾俞、命门等部位，时间约 5 分钟。然后用掌推法从背部沿脊柱自上而下推至腰骶部，反复操作 3 ～ 4 次。（图 4-35）

脾气较暴躁的患者，分别按揉肝俞、胆俞、太冲，每穴 1～2 分钟。搓两胁（图4-36）约 1 分钟。

头重胸闷不思饮食的患者，可指按神门、内关、丰隆、足三里，每穴 1～2 分钟。横擦脾俞、胃俞、八髎，以透热为度，用以健脾化湿清热。

心烦不寐五心烦热的患者可推桥弓（图4-37，即胸锁乳突肌），每侧 20 次，此操作有平肝潜阳的作用。擦两侧涌泉穴（图4-38，图4-39），以透热为度。

多梦易醒，头晕目眩，神疲乏力可指按揉神门、天枢、足三里、三阴交，每穴 1～2 分钟。直擦背部督脉，以透热为度。

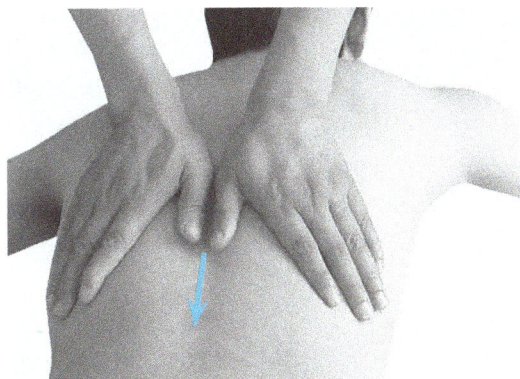
图 4-35 掌推背部

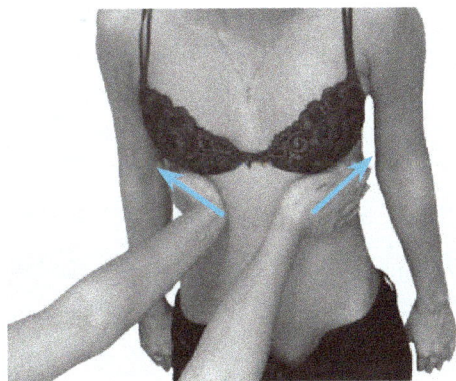
图 4-36 搓两胁

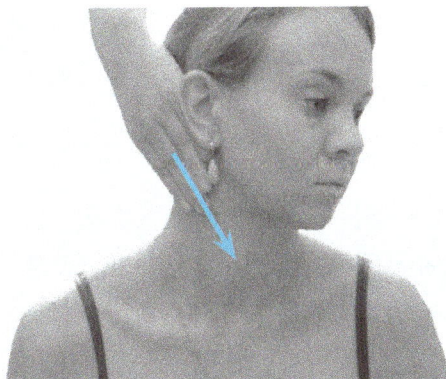
图 4-37 推桥弓

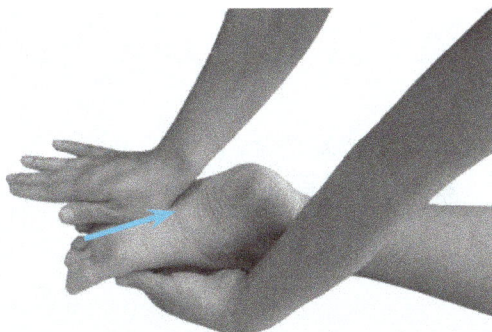
图 4-38 擦涌泉 1

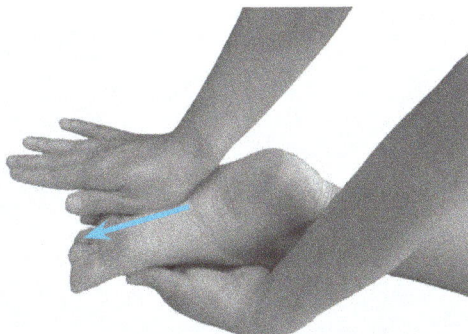
图 4-39 擦涌泉 2

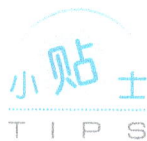

患者睡前不要吸烟、饮酒、喝浓茶或咖啡；每日用温水泡脚；适当参加锻炼；注意劳逸结合；生活起居要有规律；保持心情乐观，避免情绪激动。

高 血 压 病

高血压病又称原发性高血压，是以动脉血压升高，尤其是舒张压持续升高为特点的全身性、慢性血管疾病，以头痛、头晕为主要临床表现，常伴有脂肪和糖代谢紊乱以及心、脑、肾和视网膜等器官功能性或器质性改变，以器官重塑为特征的全身性疾病。

临床表现

高血压病按起病缓急和病程进展，可分为缓进型和急进型，以缓进型多见。

1. 缓进型高血压

（1）早期表现：早期多无症状，偶尔体检时发现血压增高，或在精神紧张、情绪激动或劳累后感头晕、头痛、眼花、耳鸣、失眠、乏力、注意力不集中等症状，可能系高级精神功能失调所致。早期血压仅暂时升高，随病程进展血压持续升高，脏器受累。

（2）脑部表现：头痛、头晕常见，多由于情绪激动、过度疲劳、气候变化或停用降压药而诱发。血压急骤升高，剧烈头痛、视力障碍、恶心、呕吐、抽搐、昏迷、一过性偏瘫、失语等。

（3）心脏表现：早期：心功能代偿，症状不明显；后期：心功能失代偿，发生心力衰竭。

（4）肾脏表现：长期高血压致肾小动脉硬化。肾功能减退时，可引起夜尿、多尿、尿中含蛋白、管型及红细胞。尿浓缩功能低下、酚红排泄及尿素廓清障碍，出现氮质血症及尿毒症。

（5）动脉改变。

（6）眼底改变。

2. 急进型高血压

也称恶性高血压，占高血压病的1%，可由缓进型突然转变而来，也可突然起病。恶性高血压可发生在任何年龄，但以30～40岁为最多见。血压明显升高，舒张压多在17.3kPa以上，有乏力、口渴、多尿等症状。视力迅速减退，眼底有视网膜出血及渗出，常有双侧视神经乳头水肿。迅速出现蛋白尿、血尿及肾功能不全。也可发生心力衰竭、高血压脑病，病程进展迅速多死于尿毒症。

高血压病分期及诊断

第一期：血压达确诊高血压水平，临床无心、脑、肾损害征象。

第二期：血压达确诊高血压水平，并有下列一项者：①体检、X线、心电图或超声心动图示左心室扩大。②眼底检查，眼底动脉普遍或局部狭窄。③蛋白尿或血浆肌酐浓度轻度增高。

第三期：血压达确诊高血压水平，并有下列一项者：①脑出血或高血压脑病。②心力衰竭。③肾功能衰竭。④眼底出血或渗出，伴或不伴有视神经乳头水肿。⑤心绞痛，心肌梗塞，脑血栓形成。

休息5分钟以上，2次以上非同日测得的血压≥18.62/11.97kPa可以诊断为高血压。在未用抗高血压药情况下，收缩压≥18.48kPa和（或）舒张压≥11.83kPa，按血压水平将高血压分为1，2，3级。收缩压≥18.12kPa和舒张压<11.97kPa单列为单纯性收缩期高血压。患者既往有高血压史，目前正在用抗高血压药，血压虽然低于18.62/11.97kPa，亦应该诊断为高血压。

✕ 按摩治疗小窍诀

1. 头面部操作

患者仰卧位，术者坐于患者床头，用拇指点按百会（图4-40）、四神聪、太阳（图4-41）各约1分钟，力度以患者能耐受为度。施术时以拇指或中指指端着力，持续按压人体的穴位，即为点，同时配合瞬间用力点按人体的穴位，即为点按。点按时手指应保持一定姿势，避免在点按的过程中出现手指过伸或过屈，造成损伤。

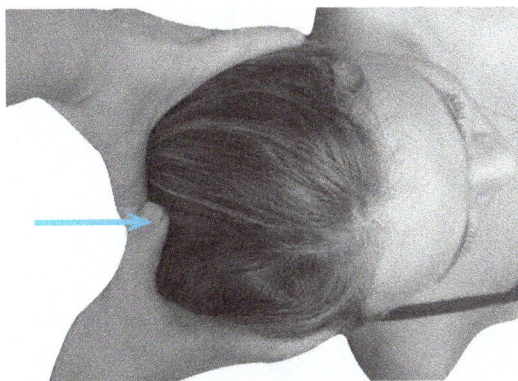

图4-40 点按百会

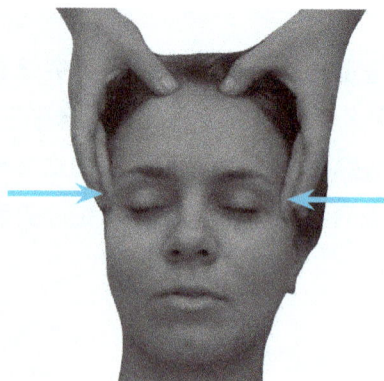

图 4-41　点按太阳

2. 四肢部操作

　　患者仰卧位，术者立于一侧，用拇指点按或按揉四肢部的曲池（图 4-42）、合谷（图 4-43）、足三里、三阴交（图 4-44）和太冲穴各约 1 分钟，力度以患者能耐受为度。施术时以拇指指端着力，持续按压人体的穴位，即为点，同时配合瞬间用力点按人体的穴位，即为点按。点按时手指应保持一定姿势，避免在点按的过程中出现手指过伸或过屈，造成损伤。

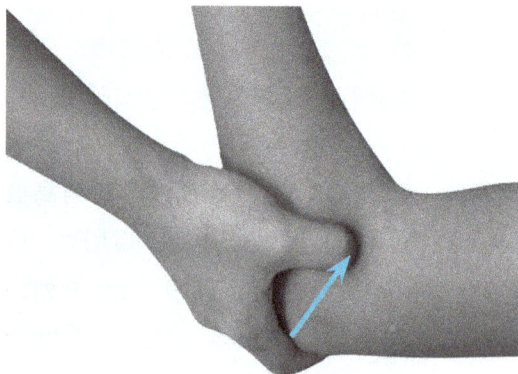

图 4-42　按揉曲池

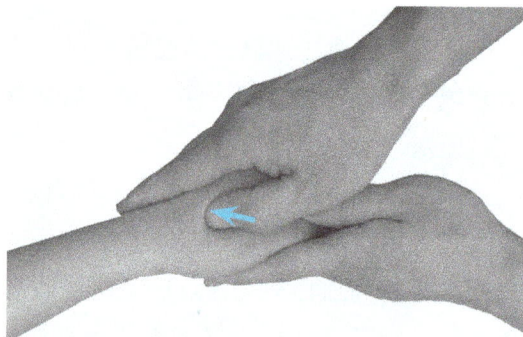

图 4-43　按揉合谷

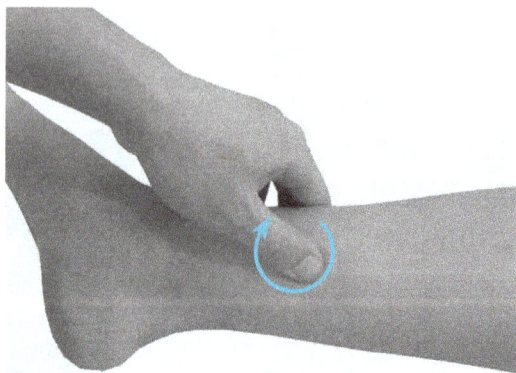

图 4-44　按揉三阴交

3. 背腰部操作

　　患者仰卧位，术者立于一侧。

　　（1）用拇指点按心俞、膈俞、肝俞、胆俞、肾俞各约 1 分钟，力度以患者能耐受为度。施术时以拇指指端着力，持续按压人体的穴位，即为点，同时配合瞬间用力点按人体的

穴位，即为点按。点按时手指应保持一定
姿势，避免在点按的过程中出现手指过伸
或过屈，造成损伤。

（2）用掌推法从背部沿督脉及两侧膀
胱经自上而下推至腰骶部，反复操作 3 ～ 4
次。（图 4-45）

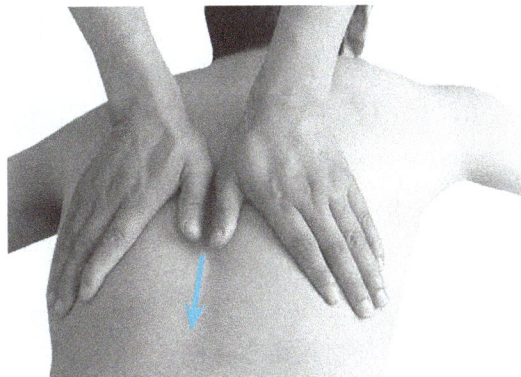

图 4-45　掌推督脉

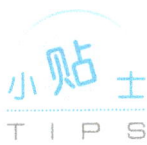

小贴士 TIPS

减少食盐摄入量；合理膳食；合理减肥、控制体重；
戒烟限酒；适当的体育锻炼；应注意劳逸结合、保持心
情舒畅，避免情绪大起大落。

神 经 衰 弱

神经衰弱是一种以脑和躯体功能衰弱为主的神经症。以易于兴奋又易于疲劳为特征，
常伴有紧张、烦恼、易激惹等情绪症状及肌肉紧张性疼痛、睡眠障碍等生理功能紊乱症
状。这些症状不是继发于躯体疾病和脑器质性病变，也不是其他任何精神障碍的一部分。
但患者病前可存在持久的情绪紧张和精神压力。

中医对神经衰弱的认识正如《灵枢·大惑论》所云："卫气不得入于阴，常留于阳。
留于阳则阳气满，阳气满则阳蹻盛；不得入于阴则阴气虚，故目不瞑矣。"《灵枢·邪客》
指出："今厥气客于五藏六府，则卫气独行于外，行于阳，不得入于阴。行于阳则阳气盛，
阳气盛则阳蹻陷，不得入于阴，阴虚，故不瞑。"可见，阴阳失和是神经衰弱的关键所在。

✕ 临床表现

（1）衰弱症状：这是本病常有的基本症状。患者经常感到精力不足、委靡不振、不
能用脑、或脑力迟钝、肢体无力、困倦思睡；特别是工作稍久即感注意力不能集中、思
考困难、工作效率显著减退，即使充分休息也不足以恢复其疲劳感。很多患者诉述做事

丢三落四，说话常常说错，记不起刚经历过的事。

(2) 兴奋症状：患者在阅读书报或收看电视等活动时精神容易兴奋，不由自主地回忆和联想增多；患者对指向性思维感到吃力，而缺乏指向的思维却很活跃，控制不住；这种现象在入睡前尤其明显，使患者深感苦恼。有的患者还对声光敏感。

(3) 情绪症状：主要表现为容易烦恼和容易激惹。烦恼的内容往往涉及现实生活中的各种矛盾，感到困难重重，无法解决。另一方面则自制力减弱，遇事容易激动；或烦躁易怒，对家里的人发脾气，事后又感到后悔；或易于伤感、落泪。约1/4的患者有焦虑情绪，对所患疾病产生疑虑、担心和紧张不安。这种疑病心理，可加重患者焦虑和紧张情绪，形成恶性循环。另有约40%的患者在病程中出现短暂的、轻度抑郁心境。可有自责，但一般都没有自杀意念或企图。有的患者存在怨恨情绪，把疾病的起因归咎于他人。

(4) 紧张性疼痛：常由紧张情绪引起，以紧张性头痛最常见。患者感到头重、头胀、头部紧压感，或颈项僵硬；有的则诉述腰酸背痛或四肢肌肉疼痛。

(5) 睡眠障碍：最常见的是入睡困难、辗转难眠，以致心情烦躁，更难入睡。其次是诉述多梦、易惊醒、或感到睡眠很浅，似乎整夜都未曾入睡。还有一些患者感到睡醒后疲乏不解，仍然困倦；或感到白天思睡，上床睡觉又觉脑子兴奋，难以成眠，表现为睡眠节律的紊乱。有的患者虽已酣然入睡，鼾声大作，但醒后坚决否认已经睡了，缺乏真实的睡眠感。

(6) 其他心理生理障碍：较常见的如头昏、眼花、耳鸣、心悸、心慌、气短、胸闷、腹胀、消化不良、尿频、多汗、阳痿、早泄或月经紊乱等。这类症状虽缺乏特异性，也常见于焦虑障碍、抑郁症或躯体化障碍，但可成为本病患者求治的主诉，使神经衰弱的基本症状掩盖起来。

❇ 按摩治疗小窍诀

(1) 分抹法：术者以两手大拇指指腹着力，从患者两眉弓间印堂穴开始，沿眉弓上缘分抹至太阳穴。起手时着力应稍重，分抹中力量逐渐减轻，并稍行揉压。前额部分为额上线、额中线和额下线，分别施术，每条线须反复施术 7 ～ 8 次。(图 4-46，图 4-47)

(2) 双手五指拿揉法：术者以双手五指指端着力，双手五指作灵活的屈伸用力，先局限于前额两侧及颞部拿揉，然后手法由轻到重，逐步深入，逐渐移动并扩大至整个头部。反复施术 1 ～ 2 分钟。此法有明显的镇静止痛作用。故多用于神经性头痛、偏头痛和外感实证之患者。(图 4-48，图 4-49)

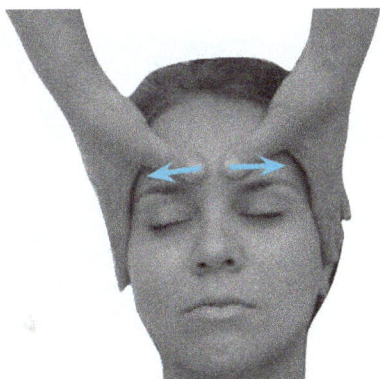

图 4-46 分抹法 1

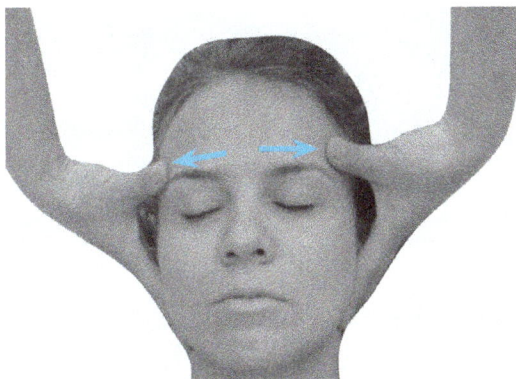

图 4-47 分抹法 2

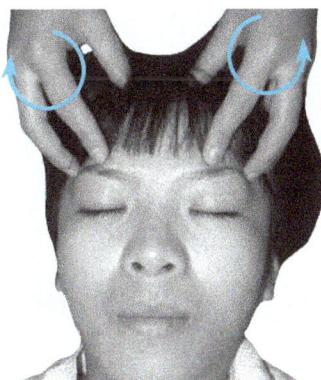

图 4-48 双手五指拿揉法 1

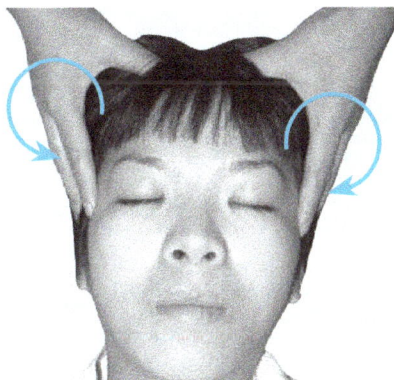

图 4-49 双手五指拿揉法 2

(3) 压三经法：术者以大拇指指腹着力，从患者两眉弓间印堂穴开始，沿督脉经线向上压至头顶百会穴。然后再从两侧眉弓上的阳白穴开始，沿膀胱经压至络却穴。反复施术 3 ～ 5 次。对百会、印堂等穴宜加重刺激。

(4) 扫散法：患者仰卧闭目。术者以两手大拇指偏峰或大鱼际着力，自耳前用力推擦至耳后，反复施术 30 ～ 50 次；再自耳后施术至耳下风池穴处，反复施术 50 ～ 100 次。速度要快，直到局部有温热感为宜。需强刺激时可用拇指偏峰着力；疼痛不剧烈者，以拇指指腹着力。（图 4-50，图 4-51）

(5) 按揉印堂、神庭、太阳、睛明、攒竹、鱼腰、角孙、百会、风池、肩井穴，每穴 1 ～ 2 分钟。

(6) 腹部操作：患者仰卧位。术者用掌摩法先顺时针摩腹（图 4-52），再逆时针摩腹（图 4-53），约 3 ～ 5 分钟。再重点指按中脘、关元、气海，每穴 2 ～ 3 分钟。

(7) 横擦背俞穴：患者俯卧，术者立于一侧，横擦五脏俞穴，以透热为度。

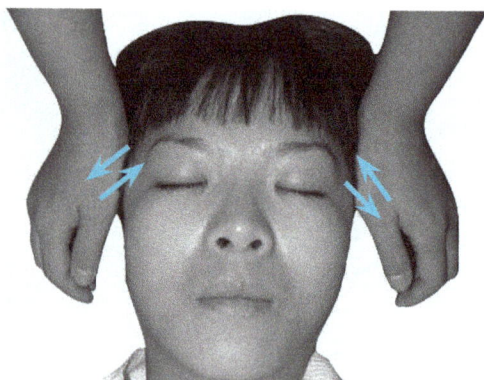

图 4-50 扫散法 1

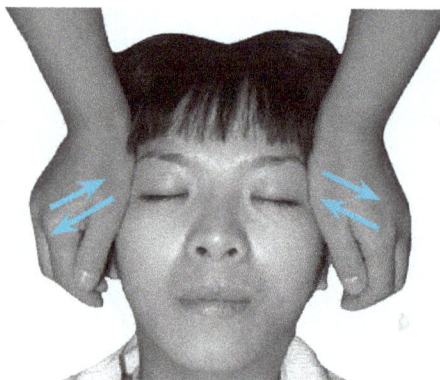

图 4-51 扫散法 2

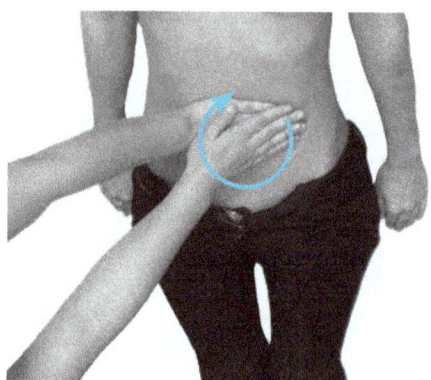

图 4-52 摩腹 1

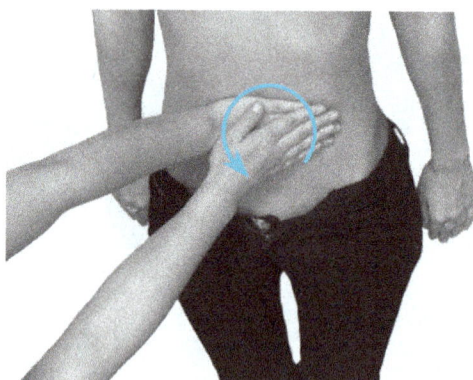

图 4-53 摩腹 2

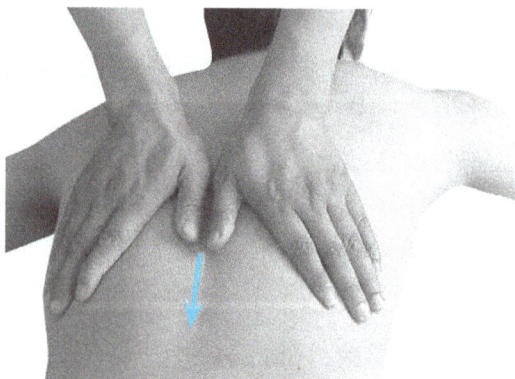

图 4-54 掌推膀胱经

(8) 掌推膀胱经：患者俯卧位，术者站立于患者头前方，用双手手掌着力于后背部，由前向后沿膀胱经推数遍。推动时注意压力适中，轻而不浮，重而不滞，进行单方向的直线推动，应手指在前，掌根在后，方向要正确。(图 4-54)

慢性疲劳综合征

慢性疲劳综合征又称雅痞症、慢性伯基特淋巴瘤病毒、慢性类单核白血球增多症等等，是由于人们长时间的极度紧张或精神负担过重，健康人不明原因地长时间出现全身倦怠感，卧床休息后不能缓解（时间超过6个月）为主要特征的证候群，伴有记忆力减退、注意力不集中、失眠、头痛、头晕、关节痛、睡眠紊乱、易出差错和精神抑郁等多种躯体及精神神经症状，是亚健康状态的一种特殊表现。

临床表现

具体表现为：情绪低落、心情烦躁、忧郁焦虑、失眠多梦、头晕头痛、精神疲惫、肢体乏力、慢性咽痛、淋巴结肿大、肌肉关节疼痛、反复感冒等一系列难以用某一种病种予以解释的证候群，而一般体检及实验室检查结果又无重大异常。

先兆：①突然觉得严重疲劳，特别是在患了流感之后；②低热和发冷；③喉咙疼痛和喉部肿胀；④肌肉和关节疼痛；⑤头痛；⑥觉得迷糊并且不能集中精神或记住东西。

慢性疲劳综合征可表现出形形色色的症状，包括不良的心理行为、不振的精神面貌、对社会外界的不适应能力以及身体各部位的某种不适等。

(1) 心理方面的症状：慢性疲劳综合征患者有时心理方面的异常表现要比躯体方面的症状出现得早，自觉也较为突出。多数表现为心情抑郁，焦虑不安或急躁、易怒，情绪不稳，脾气暴躁，思绪混乱，反应迟钝，记忆力下降，注意力不集中，做事缺乏信心，犹豫不决。

(2) 身体方面的症状：慢性疲劳综合征患者的体型常呈现为瘦、胖两类。应该说多数为身体消瘦，但也不能排除少数可能显示出体态肥胖。后一类患者在现代社会中的慢性疲劳综合征并非少见。面容则多数表现为容颜早衰，面色无华，过早出现面部皱纹或色素斑；肢体皮肤粗糙，干涩，脱屑较多；指（趾）甲失去正常的平滑与光泽；毛发脱落、蓬垢，易断，失光。

(3) 运动系统方面的症状：全身疲惫，四肢乏力，周身不适，活动迟缓。有时可能出现类似感冒的症状，肌痛、关节痛等，如果时间较长，累积数月或数年，则表现得尤为明显，可有一种重病缠身之感。

(4) 消化系统方面的症状：主要表现为食欲减退，对各种食品均缺乏食欲，尤以油腻食物为著。无饥饿感，有时可能出现偏食，食后消化不良，腹胀；大便形状多有改变，便秘、干燥或大便次数增多等。

（5）神经系统方面的症状：表现出精神不振或精神紧张，初期常有头晕、失眠、心慌、易怒等；后期则表现为睡眠不足、多梦、夜惊、中间早醒、失眠等，甚至嗜睡、委靡、懒散、记忆力减退等症状。

（6）泌尿生殖系统方面的症状：伴随精神异常，可以出现尿频、尿急等泌尿系统症状。此外，疲劳过甚的人，在容器中排尿最容易起泡沫，且泡沫停留时间长久。生殖系统症状，在男子出现遗精、阳痿、早泄、性功能障碍；女子出现月经不调或提前闭经、性冷淡等。长此下去，可能发生不孕不育症。

（7）感官系统方面的症状：在视觉系统主要表现为眼睛疼痛，视物模糊，对光敏感等；在听觉系统则主要表现为耳鸣，听力下降等。

❀ 按摩治疗小窍诀

1．头部操作

（1）分抹前额法：术者以两手大拇指指腹着力，从患者两眉弓间印堂穴开始，沿督脉及两侧膀胱经向头顶方向分抹。起手时着力应稍重，分抹中力量逐渐减轻，并稍行揉压。每条线须反复施术 7～8 次。（图 4-55）

（2）揉眉弓法：术者以两手大拇指指腹着力，从患者两眉间印堂穴开始，沿眉弓上缘分别向外揉经攒竹、丝竹空和瞳子髎穴直至太阳穴。须反复施术 3～5 次。（图 4-56，图 4-57）

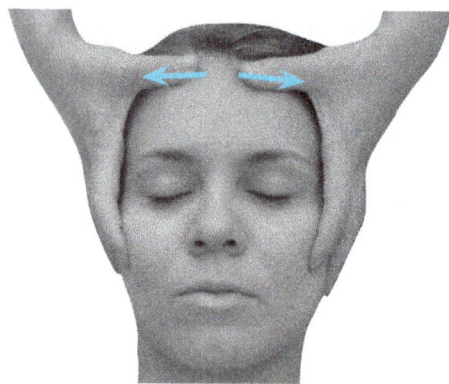

图 4-55 分抹前额

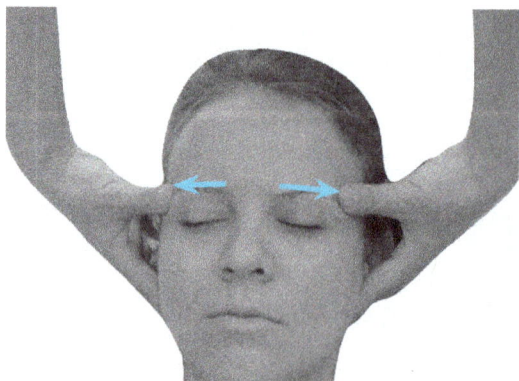

图 4-56 揉眉弓 1

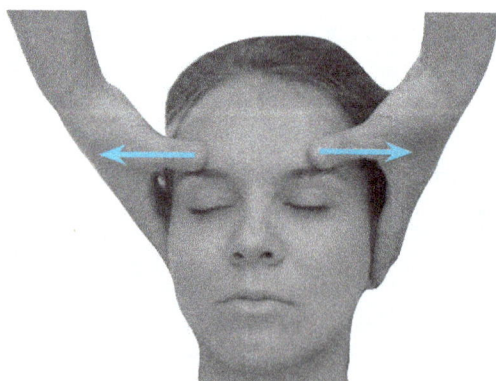

图 4-57 揉眉弓 2

（3）按揉印堂、神庭、太阳（图4-58）、睛明（图4-59）、攒竹、鱼腰、角孙、百会、风池、肩井（图4-60）穴，每穴1～2分钟。

（4）双手五指拿揉法：术者以双手五指指端着力，双手五指作灵活的屈伸用力，先局限于前额两侧及颞部拿揉，然后手法由轻到重，逐步深入，逐渐移动并扩大至整个头部。反复施术1～2分钟。

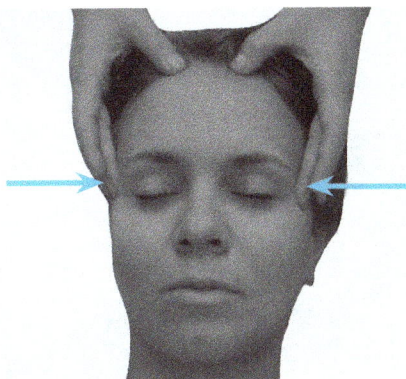

图4-58 按揉太阳

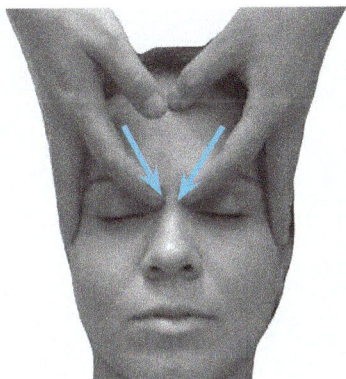

图4-59 按揉睛明

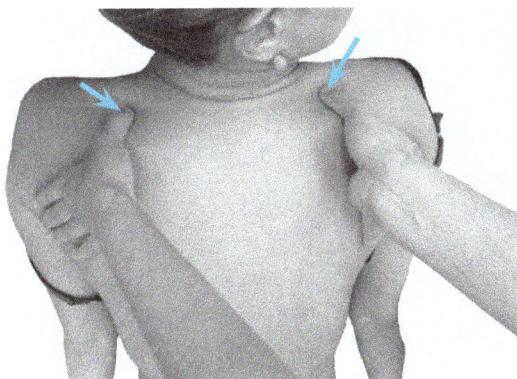

图4-60 按揉肩井

（5）拿揉颈项法：患者取坐位，术者立于患者身后或身侧。术者以一手扶患者头部，另一手拇、中、示、环四指作对称拿揉用力。在一侧颈项部大筋自上而下施以拿揉。然后令患者头偏向另一侧，再行拿揉另一侧颈后大筋。须施术1～2分钟。（图4-61）

（6）勾点风池法：患者仰卧闭目，术者坐于患者床前。术者以两手扶住患者头部，中指微曲并用力勾点颈后风池穴，或术者以一手按住患者前额部，另一手中指微曲并用力勾点颈后风池穴，两侧分别施术。施术时由轻到重，当患者有酸胀感并向前额放散时为止。（图4-62）

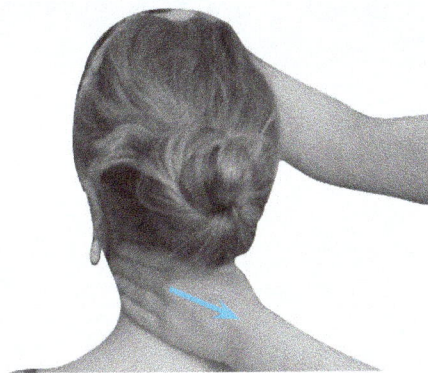

图4-61 拿揉颈项

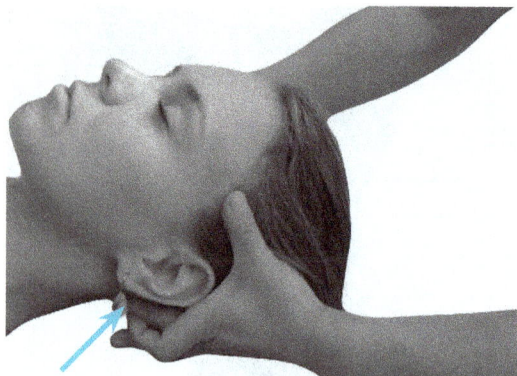

图 4-62　勾点风池

2. 腹部操作

患者仰卧位。术者用掌摩法先顺时针摩腹，再逆时针摩腹，约 3 ~ 5 分钟。再重点按中脘（图 4-63）、关元、气海，每穴 2 ~ 3 分钟。

3. 背腰部操作

（1）横擦背俞穴：患者俯卧，术者立于一侧，横擦五脏俞穴，以透热为度。

（2）掌推膀胱经：患者俯卧位，术者站立于患者头前方，用双手手掌着力于后背部，由前向后沿膀胱经推数遍。推动时注意压力适中，轻而不浮，重而不滞，进行单方向的直线推动，应手指在前，掌根在后，方向要正确。（图 4-64）

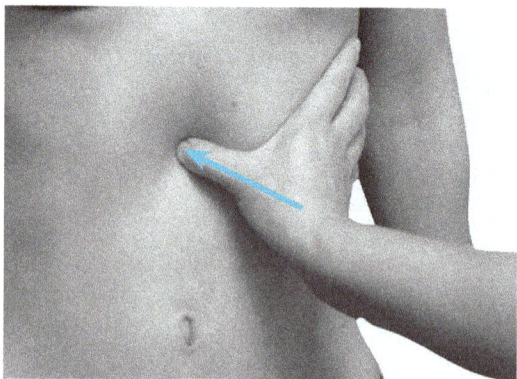

图 4-63　按中脘

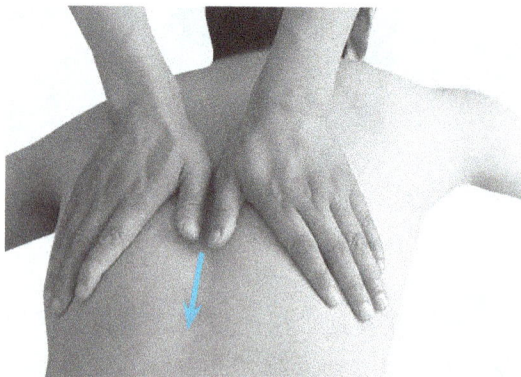

图 4-64　掌推膀胱经

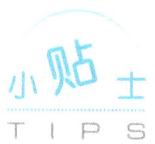

小贴士 TIPS

尽量多休息；做温和的运动；调节情志和饮食，多喝水，多吃新鲜蔬菜，注意营养的搭配。保证充足的睡眠。

黄 褐 斑

黄褐斑是以发生于面部的对称性的褐色色素斑为主要特征，俗称"妊娠斑"、"蝴蝶斑"，多见于怀孕、人工流产或分娩后的女性。

临床表现

面部色斑为淡褐色、黄褐色或咖啡色，初为多发性，逐渐融合成片，对称分布于面部，临床上可见面部中央型：此型最常见，色斑分布于前额、颊、上唇、鼻和下颏部；面颊型：色斑主要位于双侧颊部和鼻部；下颌型：色斑主要位于下颌，偶可累及颈部 V 形区。边缘清楚或呈弥漫性，无其他自觉症状或不适。

按摩治疗小窍诀

（1）按揉迎香（图 4-65）、四白、颧髎（图 4-66）、阳白、地仓（图 4-67）穴及有黄褐斑的部位：患者仰卧位，术者坐于其头前方，用拇指按揉迎香、四白、颧髎、阳白、地仓穴及有黄褐斑的部位各 1 分钟，力度以患者能耐受为度。施术时用拇指或示指指端着力于穴位处，按住以后以上肢带动拇指或示指做轻柔缓和的环旋活动；注意动作要连续，保持均匀压力，持续而轻柔地旋转回环。施术时拇指或示指要吸定于穴位处，不可偏移。

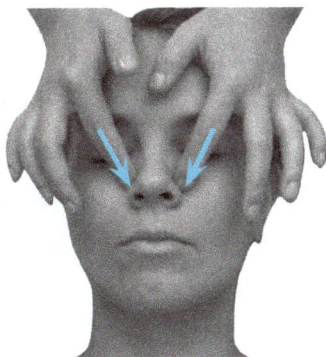

图 4-65　按揉迎香

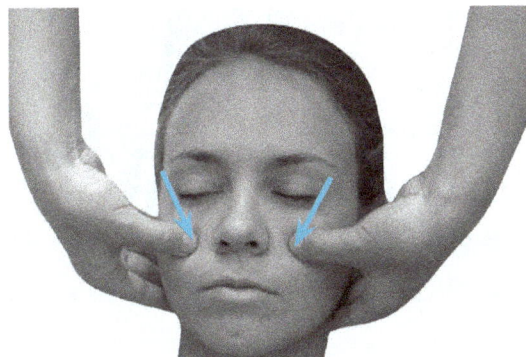

图 4-66　按揉颧髎

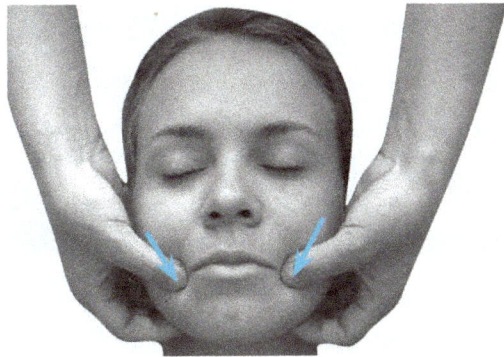

图 4-67　按揉地仓

(2) 掐合谷（图 4-68）：患者正坐或仰卧位，术者站于其身侧，用拇指掐法在合谷穴操作，以得气为度，时间持续约半分钟。施术时以单手拇指端指甲缘，将力贯注于指端，重按而掐之，施用掐法时着力或持续，或一上一下掐点之。但需注意不可刺破皮肤。

(3) 点揉血海、三阴交（图 4-69）、束骨：患者仰卧位，术者站于其身侧，用拇指点揉法点揉血海、三阴交、束骨穴各约 1 分钟。施术时用拇指指端着力于穴位处，用力持续按压人体的穴位，同时配合拇指带动深层组织的轻柔缓和的环旋活动。注意拇指指端要吸定于治疗部位，施加的压力要均匀，以上肢带动拇指点揉，揉动幅度要适中。

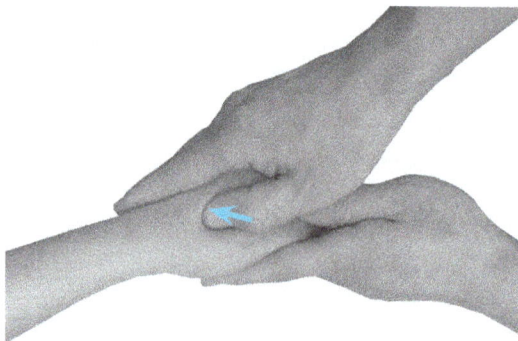

图 4-68　掐合谷

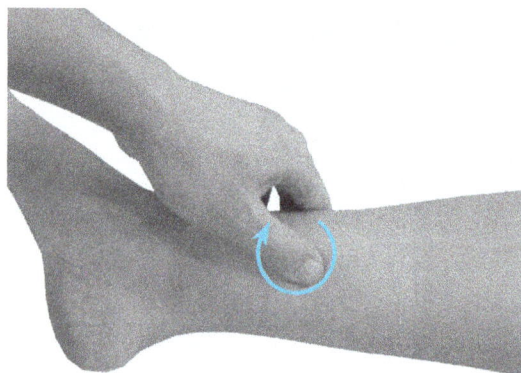

图 4-69　点揉三阴交

(4) 点揉肺俞（图 4-70）、肝俞、肾俞（图 4-71）各持续约 1 分钟。施术时用拇指罗纹面着力于穴位上，其余四指置于其对侧或相应的部位以助力，在拇指指面用力向下按压的同时，以上肢带动拇指做环旋揉动，注意按揉时着力部位要吸定于治疗部位，并带动深层组织，揉动的幅度要适中。

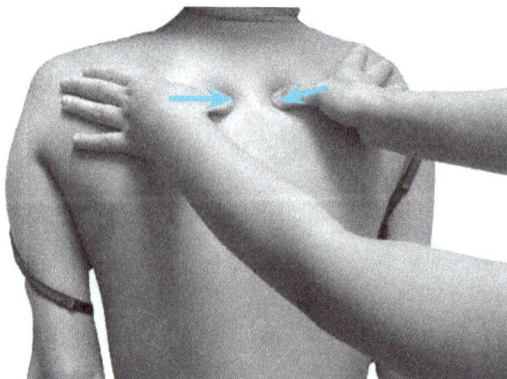

图 4-70　点揉肺俞

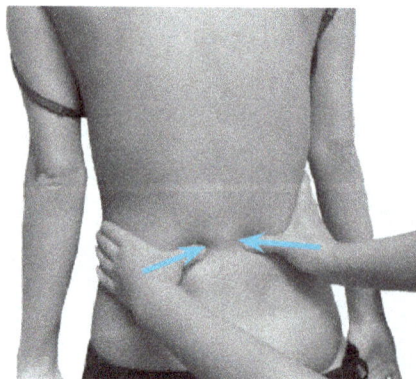

图 4-71　点揉肾俞

（5）腰背部操作：患者俯卧位。术者用擦法在患者腰背部施术，重点在肺俞、肝俞、肾俞、命门、三焦俞等部位，时间约5分钟。然后用掌推法从背部沿脊柱自上而下推至腰骶部（图4-72），反复操作3～4次。

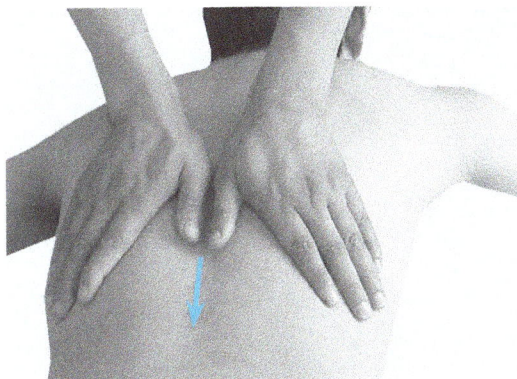

图4-72 掌推腰背

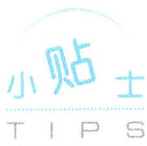

小贴士 TIPS

黄褐斑的发生可受多种因素影响，因疾病引起者，应积极治疗原发病；因药物及化妆品引起者，应停用药物或化妆品。怀孕后出现黄褐斑者，一般只做面部按摩，并应多吃新鲜蔬菜和水果。保持心情舒畅，作息有规律。